DeSun

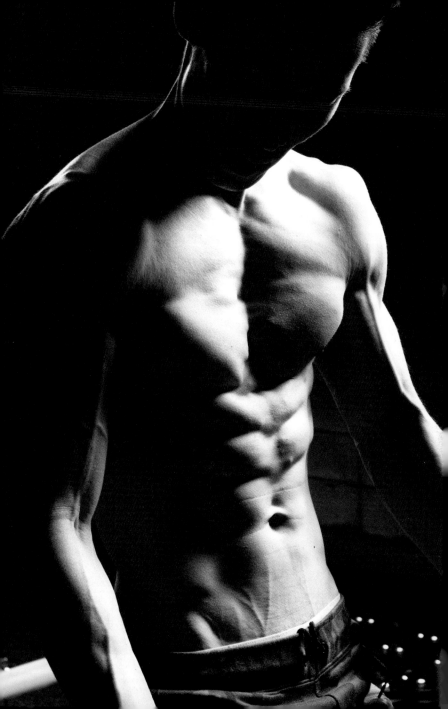

근육은 지금
이상의 힘을 써야 한다고
느낄 때 발달한다
_데스런

조성준 지음

DeSLn

맨몸운동으로도 충분하다

닥치고 데스런

남자는 어깨
가슴

더디퍼런스

《닥치고 데스런-남자는》 에 대하여

상체의 운동은 크게 미는 운동과 당기는 운동으로 나뉜다. 그리고 코어는 크게 복근과 엉덩이·하체 정도로 나눌 수 있다. 모든 콘텐츠에 있어서 제목을 정하는 것이 가장 어려웠다. 초보자들에게 '닥치고 밀기' '닥치고 당기기'라고 전한다면 당연히 무슨 말인지 모를 것 아닌가?

그래서 이번 책은 미는 운동을 통틀어서 《남자는 어깨》라고, 당기는 운동을 통틀어서 《남자는 등판》이라고, 그리고 복근과 엉덩이·하체를 통틀어서 《남자는 코어》라고 이름을 지었다. 어떤가? 한번에 느낌이 팍 오는가?

이번 책의 특징은 앞서 나왔던 데스런의 전작과는 다른 '차별화'라고 말하고 싶다. 전작 《닥치고 데스런 BASIC》은 근육의 기본과 기초체력을 만드는 내용이었다. 그리고 《닥치고 데스런》은 《닥치고 데스런 BASIC》보다 조금 더 강한 운동과 실제 내가 해왔던 운동을 담았다. 그리고 《닥치고 데스런 우먼스》는 실제로 내가 와이프에게 시켰던 운동법을 구성하여 만들었다.

전작 3권의 특징은 이렇게 말할 수 있다.

"일단은 크다. 그리고 길다."

그래서 이번에 책을 기획할 때는 전작과는 다른 차별화를 부각하고 싶었다. 출판사의 제안과 나의 생각이 하나로 합쳐져 나오게 된 이 책의 특징을 소개한다.

손바닥만 하게.
언제든 주머니나 가방에 들어갈 만한 사이즈로.
부위별로 한 권씩 심플하게.
정말 해야 하는 운동만 심플하게 담아낸.

이런 가벼운 책을 만들고 싶었고, 이렇게 책으로 나오게 되었다.

'왜 기존에 있던 운동에서 몇 개씩 빠졌을까?'

이렇게 생각하는 이들도 있을 거라 생각한다.
맞다. 맨몸운동만으로 수업을 진행한 지가 벌써 5년이다. 그러다 보니 굳이 필요가 없거나 굳이 하지 않아도 될 듯한 동작은 굳이 이 책에 담을 필요가 없겠다고 생각하게 되었다. '만약 내가 운동을 아예 모르던 백지상태로 돌아간다면?'이라고 생각할 때 '그렇다면 딱 이렇게 운동하겠다' 싶은 것만 골라 담았다. 그러니 믿고 한번 따라와 보라.

차례

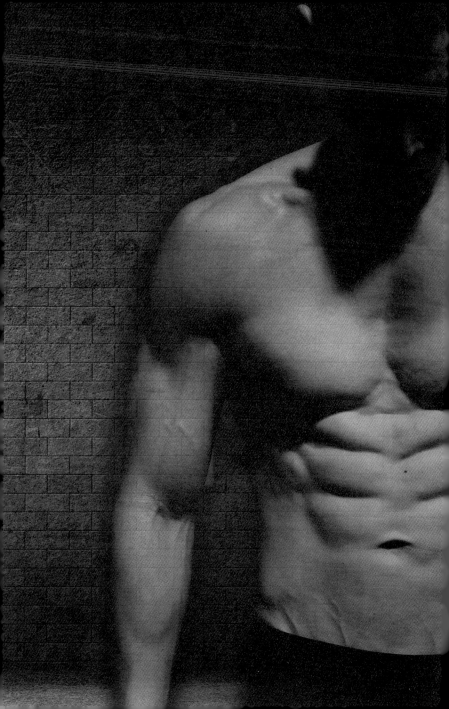

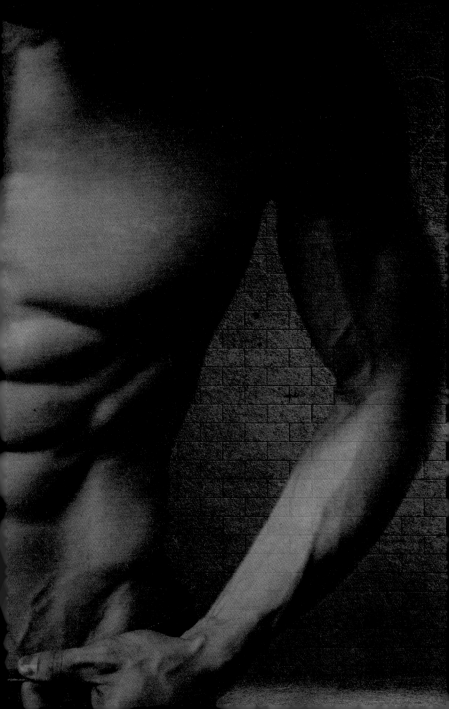

2 평행봉 운동

3 물구나무 푸시업

남자라면 모름지기
어깨!

이 책은 상체의 앞면인 가슴 그리고 어깨와 팔 뒤쪽의 운동을 다룬다.

데스런 전작에서 전신의 운동을 조금씩 전부 다루느라 자세히 파고들지 못했던 상체 앞쪽과 어깨의 운동법을 보다 디테일하게 파고들 생각이다. 더 많은 운동법을 다루기보다는 정말 이대로 가기만 하면 되는, 경험상 꼭 필요한 과정과 운동법만을 선별해서 담았다.

가슴과 어깨의 운동은 언제 어디서든 큰 어려움 없이 할 수 있다는 장점이 있다. 1평 남짓 되는 공간과 내 몸 그리고 벽면 정도만 있다면 충분히 멋지고 강한 남자의 가슴과 어깨를 만들 수 있다. 물론 평행봉만 예외로 둔다. 소도구를 구입하든가 운동장의 평행봉을 이용해야 하지만, 나갈 만한 여건이 안 된다면 기타 푸시업 종류만 파도 충분하다.

부위를 크게 나누자면 가슴, 어깨, 팔 뒤쪽 정도로 볼 수 있지만, 어느 부위에 어떻게 힘을 주며 동작하느냐에 따라 난이도와 힘이 들어가는 부위도 각각 달

라진다. 그러나 우리 몸의 근육은 서로 연결되어 있고 유기적으로 움직이기 때문에, 푸시업을 해도 등에 힘이 들어간다. 복근에도 힘이 들어가고, 심지어 목에도 힘이 들어간다.

잘못된 것이 아니다. 한 가지 동작의 움직임을 위해 동원되는 근육은 수백 가지이므로, 그저 당연한 이치일 뿐이다. 다른 곳에 힘이 들어가도 걱정하지 않아도 되며, 또 그 부위에 힘이 안 들어가게 하는 방법은 없다.

이는 각각의 운동을 살펴보며 다시 설명하도록 하겠다. 나는 지난 5년 동안 오로지 맨몸운동만을 해왔다. 그리고 충분히 충분히 멋진 몸을 가지고 유지하며 살아가고 있다. 나의 몸이 맨몸운동의 증거이다. 그리고 이 같은 맨몸운동의 효과는 충분히 많은 이들에게 증명되었다. 이 책을 통해서도 당신이 멋진 앞판을 가지지 못한다면 그것은 당신의 의지가 부족해서일 뿐, 방법을 몰라서는 절대 아니라는 말을 하고 싶다. 이것은 '아마도'가 아닌 '확신'이다.

마지막으로 하고 싶었던, 그리고 제일 중요한 말은 바로 이거다.

근육은 지금 이상의 힘을 써야 한다고 느낄 때 발달한다.

간신히 힘이 빠질 만큼 깨작깨작해서는 현상유지도 못 한다. 늘 한계를 넘어가고 더 괴롭혀라. 그래야만 그에 맞춰 몸도 충분히 무궁무진하게 발전할 것이다. 운동을 시작하기에 앞서 가슴과 어깨 근육의 생김새를 잠깐 보고 가자.

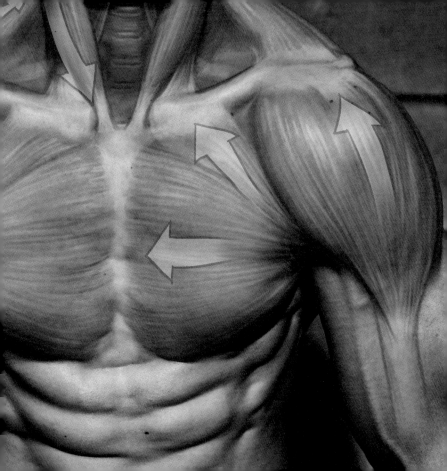

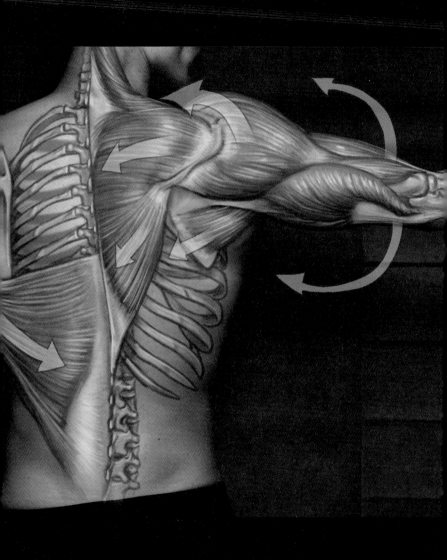

가슴근육과 어깨근육 결의 흐름을 보자. 앞에서 보았을 때 가슴, 어깨 앞쪽, 팔 앞쪽의 근육 모양과 뒤에서 보았을 때 어깨 뒤쪽, 팔 뒤쪽의 근육 모양이다.

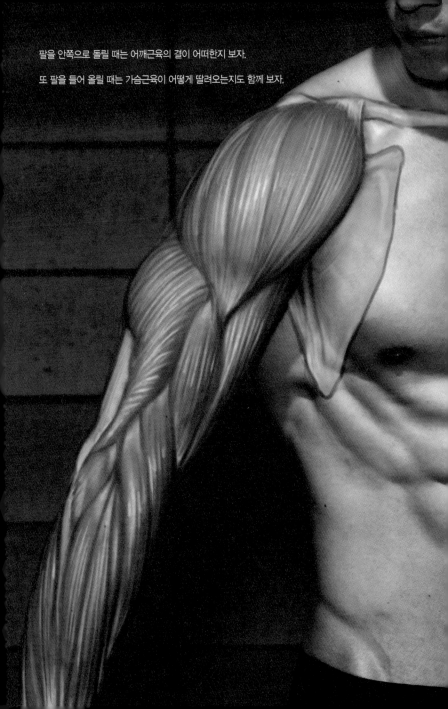

팔을 안쪽으로 돌릴 때는 어깨근육의 결이 어떠한지 보자.

또 팔을 들어 올릴 때는 가슴근육이 어떻게 딸려오는지도 함께 보자.

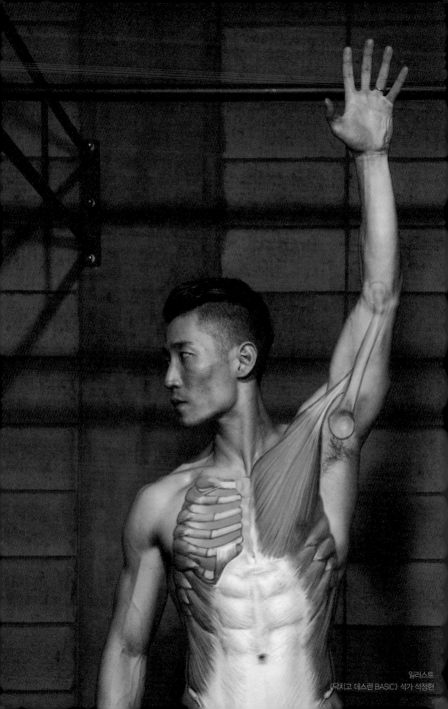

일러스트
〈닥치고 데스런 BASIC〉 석가 석정헌

운동하고자 하는 가슴근육과 어깨근육 그리고 팔근육이 어떻게 생겼는지를 보고

그 결을 보면, 어디서부터 어디까지 붙어 있으며 어떻게 움직이는지

대략적으로 파악이 된다. 특히 앞으로 소개할 운동을 보면서,

궁금해질 때마다 다시 한 번 펼쳐보면 더욱 도움이 될 것이다.

이 책에서는 '푸시업'과 '평행봉'이라는 2가지 운동으로 어깨근육과 가슴근육을

차고 넘치게 만들어보려 한다. 중요한 점은 차례차례 다음으로 넘어가도 되는

기준을 딱 정해놓았다는 것이다. 그대로 따라가기만 하면

언젠가는 내 몸무게를 최대한 이용하고, 발끝까지 모두 컨트롤하며,

내 몸을 밀어 올릴 수 있는 능력을 갖추게 될 것이다.

물론 멋진 몸은 덤으로 따라오게 마련이다.

자, 그럼 이제부터 운동을 시작해보자.

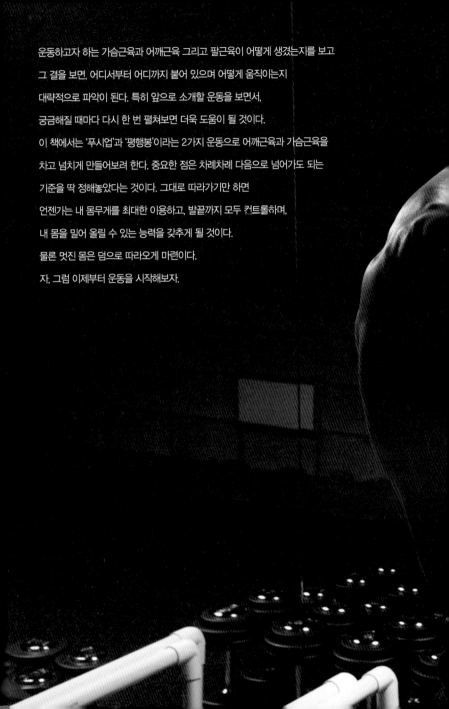

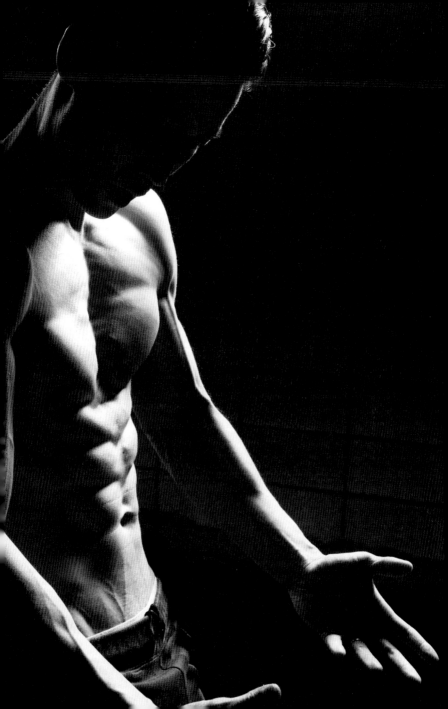

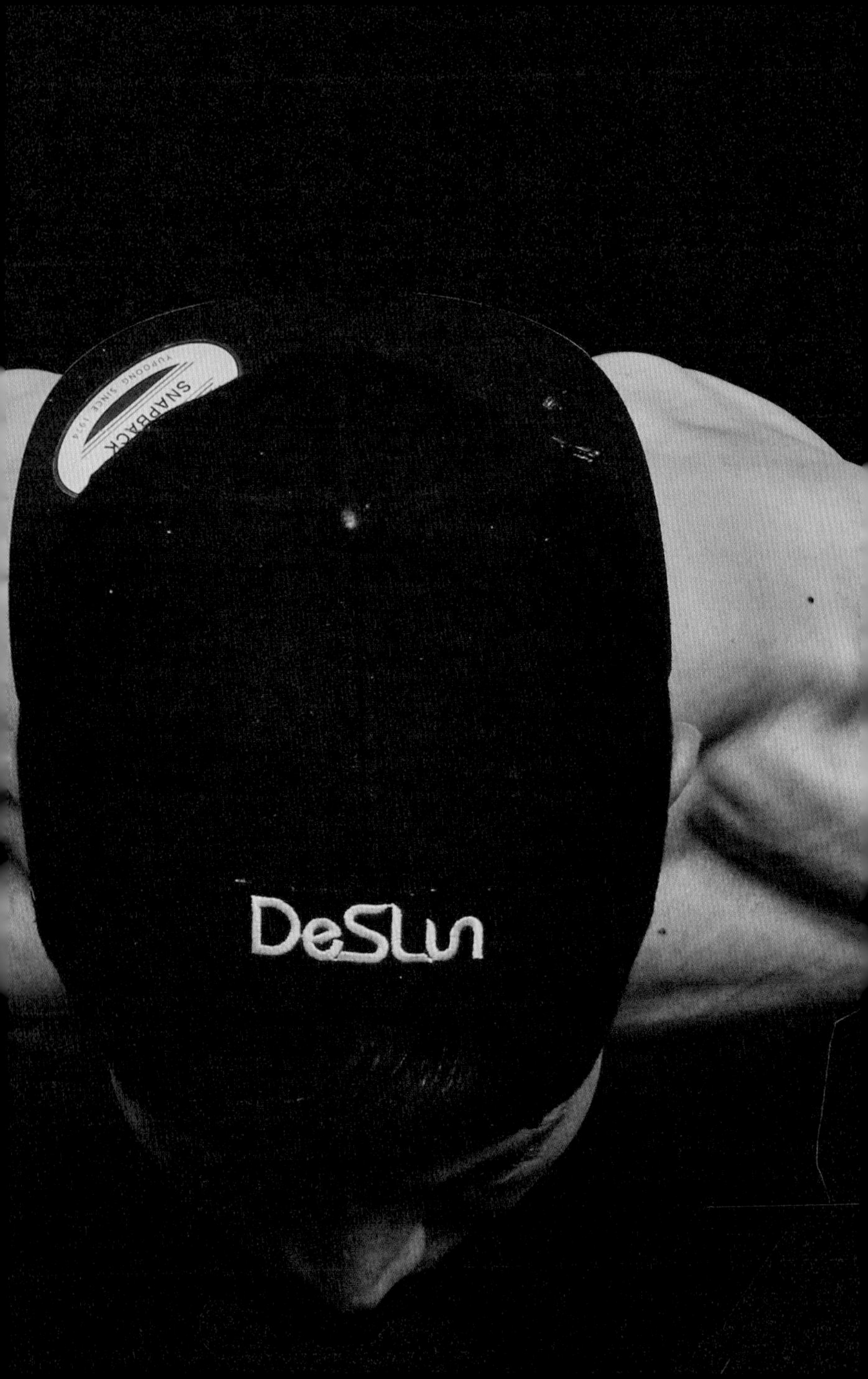
SNAPBACK
DeSLun

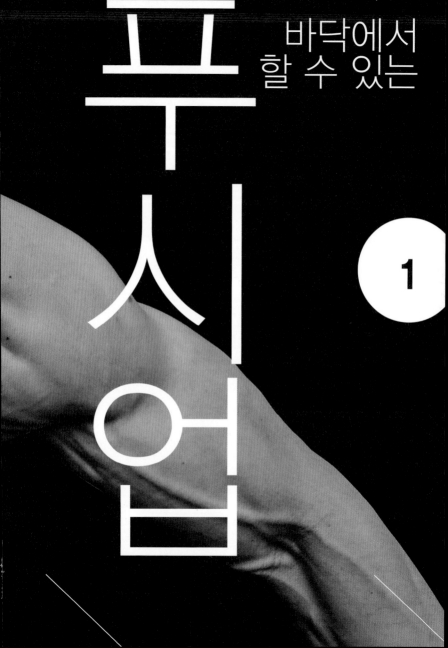

바닥에서
할 수 있는

푸시업

1

푸시업에 들어가기 전, 꼭 말해주고 싶은 것이 있다.

푸시업을 할 때 움직임의 범위 그리고 팔꿈치의 위치와 손바닥 위치의 중요성이다.

푸시업을 시켜보면 대부분 그냥 살짝 굽혔다가 편다. 정말로 대부분이 그런다.

그러나 운동효과를 극대화하고 싶다면 내려갈 때를 주의해야 한다.

푸시업에서 내려갈 때는 완전히 바닥에 닿을 때까지 내려가라.

하지만 대개의 경우 어깨에 힘이 없다. 그래서 밀어 올릴 때 팔꿈치가 옆으로 퍼지는 일이 다반사이다.

팔꿈치는 '최대한 옆구리에 붙여 올린다'는 생각으로 동작하자. 팔꿈치가 옆으로 벌어져버리면

그만큼 어깨가 먹는 구간을 버리는 셈이 되기 때문이다.

남 자 라 면

어 깨

01 무릎 대고 푸시업

몸을 펴면 펼수록 힘점이 길어지고 힘 들어가는 부위가 많아진다. 그러다 보니 당연히 힘도 더 들어간다. 몸을 곧게 펴고 하는 완전한 푸시업이 안 된다면 몸의 길이를 줄여서라도 해야 한다. 즉 여기서 소개하는 무릎 대고 푸시업을 하면서, 힘을 늘려나가는 방법부터 시작하는 것이다.

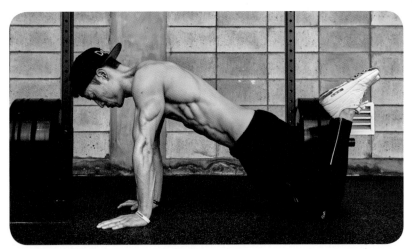

팔은 바닥에서 수직이 되도록 곧게 펴고, 무릎은 바닥에 대고, 다리는 접는다. 이때 엉덩이가 아래로 처지지 않도록 조금 위로 들고 엉덩이에도 힘을 준다.

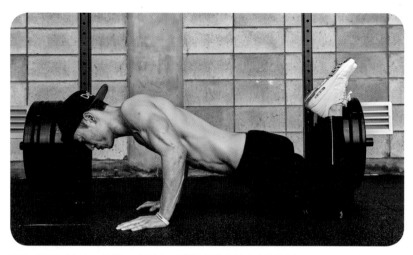

팔을 제외한 나머지 포지션은 그대로 두고, 천천히 팔을 구부리며 내려간다.

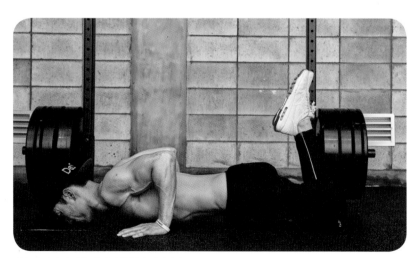

가슴이 바닥에 닿을 때까지 천천히 내려간다.

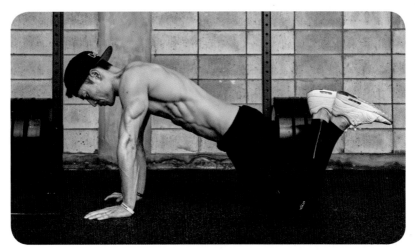

몸의 각도가 변하지 않도록 그대로 유지하며 어깨와 팔, 가슴의 힘으로 밀어 올린다. 이때 밀어 올리는 동작이 완전히 안 된다면, 바로 이어서 소개할 웨이브 푸시업으로 힘을 늘리면 된다.

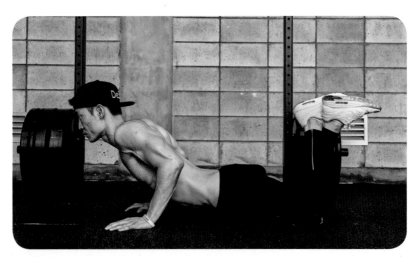

내려갈 때는 바닥에 허벅지가 먼저 닿도록 유의하며 내려가기 시작한다.

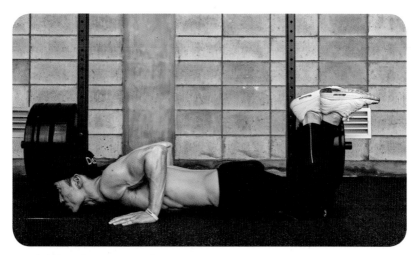

가슴이 바닥에 닿을 때까지 내린 다음

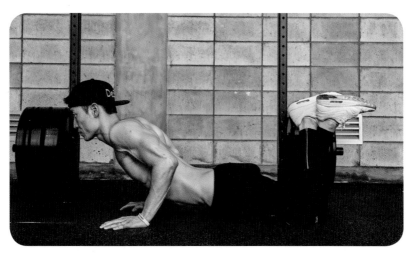

이번에는 역으로 바닥에 허벅지를 대고 팔을 펴기 시작한다.

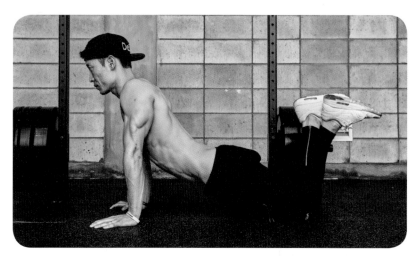

팔을 먼저 곧게 펴준 뒤

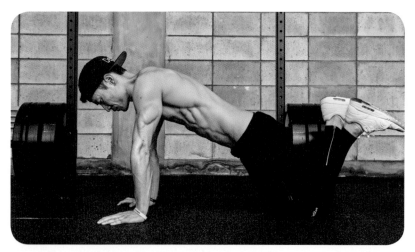

허벅지를 바닥에서 떨어뜨리며 엉덩이를 들어 올린다. 이 과정을 열심히 하다 보면 몸을 고정한 상
태 그대로 오르고 내리는 반복이 가능해질 것이다. 무릎 대고 푸시업은 곧게 펴고 50개를 할 수 있
을 때까지 반복적으로 연습한다.

웨이브 푸시업은 푸시업으로 가기 전 단계이다. 즉 푸시업이 완전히 되지 않을 때 하는 운동이므로, 완전한 푸시업이 되는 사람라면 이 단계를 뛰어넘어도 좋다. 그러나 앞서 말했듯이 정말 많은 이들이 푸시업을 할 때 그냥 살짝 굽혔다가 펴더라. 자신이 완전한 푸시업을 할 수 있는지 정확히 파악한 뒤, 웨이브 푸시업의 연습 유무를 결정하자.

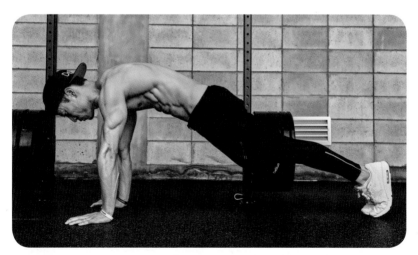

팔이 바닥과 수직을 이루도록 곧게 편 다음, 몸을 곧게 펴서 엉덩이가 아래로 처지지 않도록 자세를 잡는다.

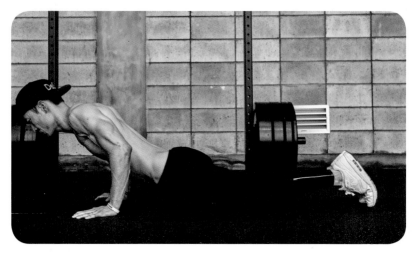

팔을 구부리며 허벅지가 먼저 바닥에 닿도록 천천히 내린다. 이때 무릎은 절대 구부리면 안 된다.

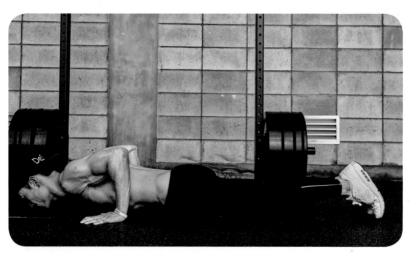

가슴이 바닥에 닿을 때까지 내려간다. 여전히 무릎은 편 상태여야 한다.

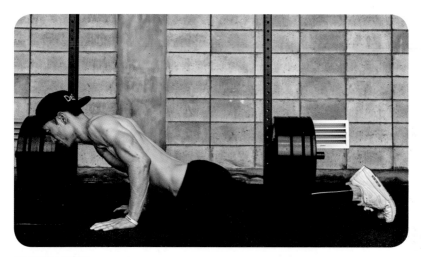

팔을 펴기 시작한다.

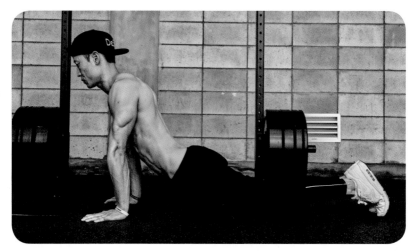

팔을 완전히 곧게 편다. 이때 엉덩이는 아래로 처져 있되, 무릎은 편 상태를 유지한다.

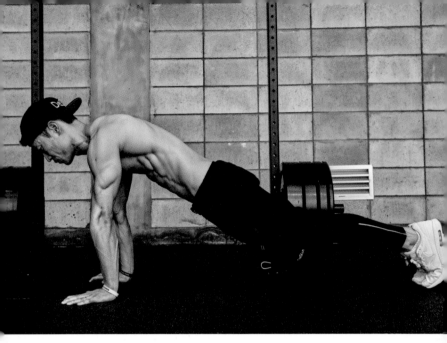

무릎을 편 상태 그대로 엉덩이를 들어 올려 처음의 자세를 만든다. 50개가 한 번에 될 때까지 연습한다.

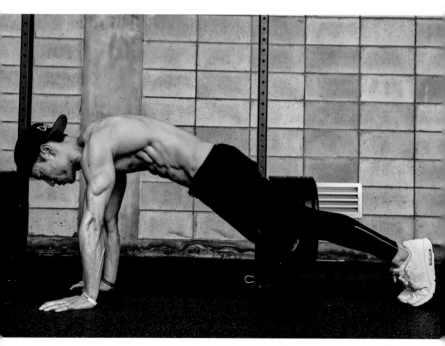

팔이 바닥과 수직을 이루도록 곧게 편 다음, 몸을 곧게 펴서 엉덩이가 아래로 처지지 않도록 자세를 잡
는다.

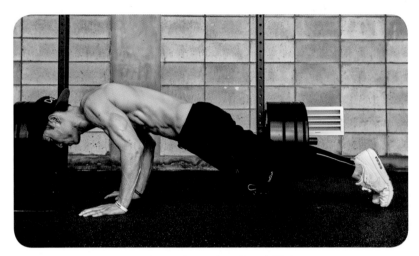

몸을 곧게 편 상태로 유지하면서, 천천히 팔을 구부려 내려가기 시작한다.

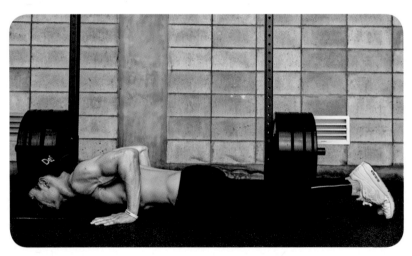

가슴이 바닥에 닿을 때까지 내려간다. 이때도 무릎은 편 상태여야 하며, 아무런 충격도 없을 만큼 천천히 내려가야 한다.

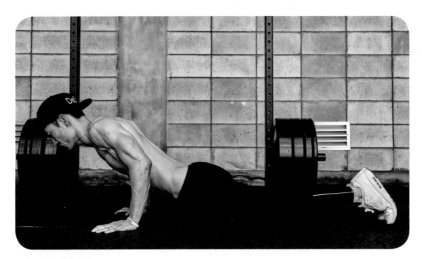

팔을 펴기 시작한다.

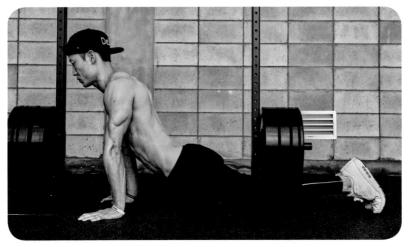

팔을 완전히 곧게 편다. 엉덩이는 아래로 처져 있되, 무릎은 편 상태를 유지한다.

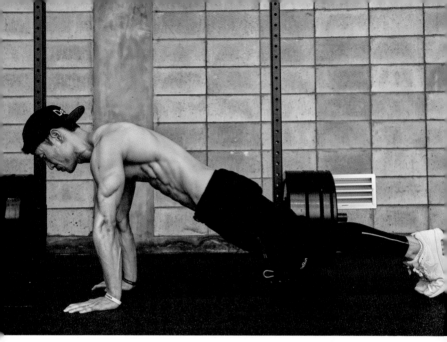

무릎을 편 상태 그대로 엉덩이를 들어 올려 처음의 자세를 만든다. 50개가 가능할 때까지 연습한다.

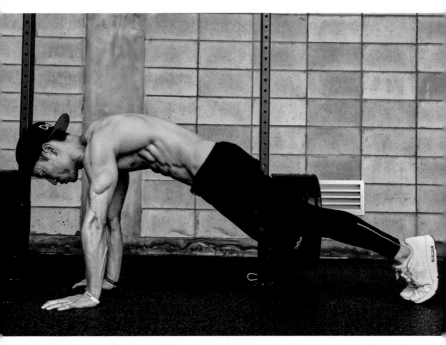

팔이 바닥과 수직을 이루도록 곧게 편 다음, 몸을 곧게 펴서 엉덩이가 아래로 처지지 않도록 자세를 잡는다.

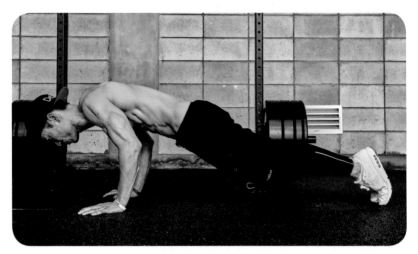

몸을 곧게 편 상태로 유지하면서, 천천히 팔을 구부려 내려가기 시작한다.

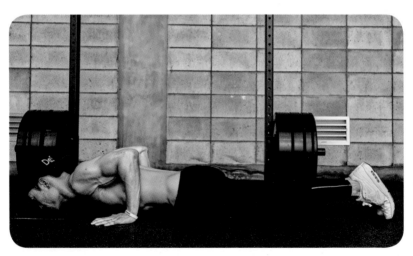

가슴이 바닥에 닿을 때까지 내려간다. 이때도 무릎은 편 상태를 유지해야 하며, 충격이 전혀 없을 만큼 천천히 내려가야 한다.

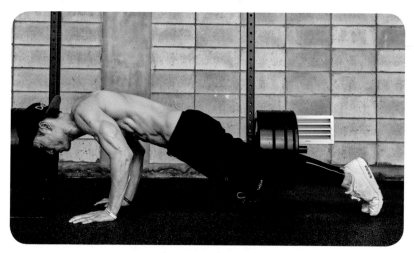

올라갈 때도 몸을 곧게 펴고, 엉덩이가 처지지 않도록 천천히 올라간다.

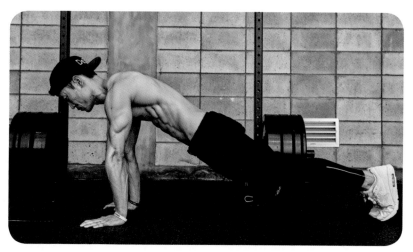

그대로 밀어 올려 처음의 자세를 만든다. 50개를 할 수 있을 때까지 꾸준히 연습한다.

남 자 라 면

어 깨

반복 숙달만큼 좋은 학습은 없다. '왜 늘어나지 않을까?'라고 고민하지 말자.
'될 때까지 해보자!' 하고 생각하는 마음가짐이 중요하다.
물론 50개를 한 번에 밀어 올릴 수 있다면 좋을 것이다.
하지만 팔을 떼고 발을 떼지 않는 정도에서
억지로라도 자세를 망가뜨리지 않고 50개를 할 수 있다면
충분히 완성이라고 볼 수 있다.
여기까지 왔다면 가장 힘든 기본 잡기는 모두 완성된 상태이다.
이제는 조금씩 다른 부위로 자극을 분산하며,
몸을 다양한 부위에서 힘줄 수 있도록 발달시켜보자.

05 인클라인 푸시업

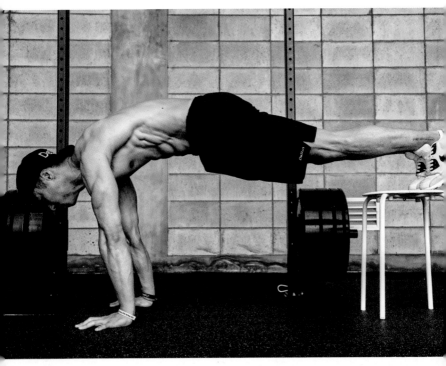

의자 등 높이를 줄 수 있는 것에 다리를 올린다. 팔을 곧게 펴고 엉덩이가 바닥으로 처지지 않게 자리를 잡는다.

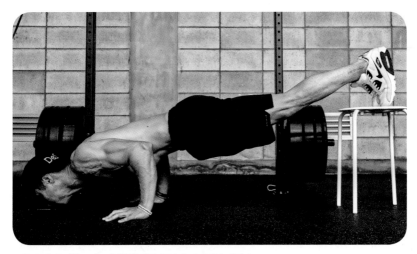

몸을 곧게 유지한 그대로 천천히 팔을 구부려 버티면서 내린다.

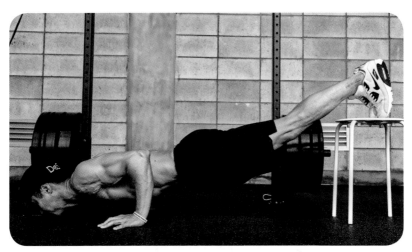

내려갈 수 있는 최대한도까지, 엉덩이가 처지지 않도록 유지하며 몸을 내린다.

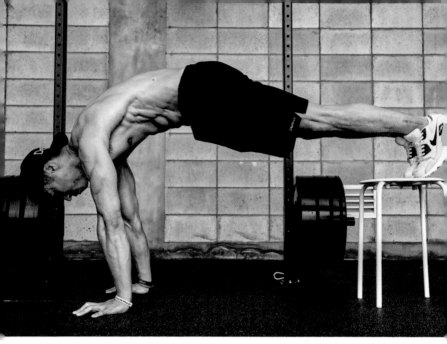

엉덩이가 처지지 않도록 몸을 고정한 채, 그대로 밀어 올려서 처음의 자세까지 돌아간다. 30개가 된다면 충분하다.

인클라인 푸시업에 비해 강도가 약한 푸시업이다. 대신 그만큼 집중을 잘해야만 운동효과가 발휘되는 푸시업이기도 하다. 인클라인 푸시업은 강도가 더 높으므로 30개 완성이 목표이지만, 디클라인 푸시업은 상대적으로 강도가 낮으므로 한 번에 60개 완성이 목표이다. 포인트는 천천히 정확한 자세로 동작하는 데 있다.

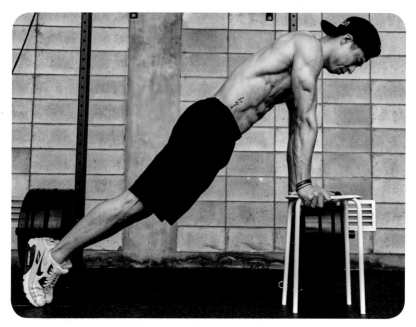

의자나 높이를 줄 수 있는 무언가에 손을 둔다. 팔이 바닥에서 수직이 될 수 있도록 몸을 곧게 펴고 자리를 잡는다.

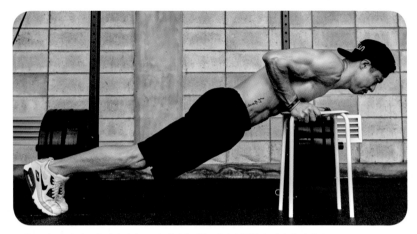

몸을 곧게 편 상태로 유지하면서, 몸이 의자에 닿을 때까지 천천히 내리며 버틴다.

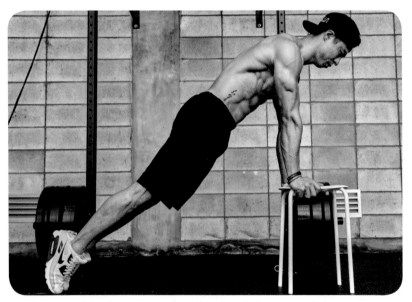

몸을 곧게 편 상태 그대로 천천히 밀어 올리면서 끝까지 밀어 올린다. 60개가 되면 완성이다.

팔 뒤쪽을 집중적으로 자극하는 푸시업이다. 남자의 뒷모습을 상상해보자. 티
셔츠를 입은 모습도 좋고 와이셔츠를 입은 모습도 좋다. 물론 뒤태가 멋지려면
어깨가 가장 중요하지만, 팔 뒤쪽 근육 모양도 무시할 수 없다. 어깨선을 따라
똑 떨어지는 남자의 맵시를 완성하자.

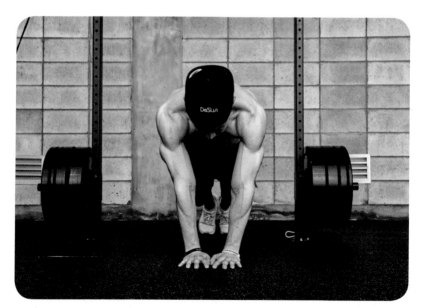

푸시업 자세에서 팔의 너비를 좁게 하고 자세를 잡는다.

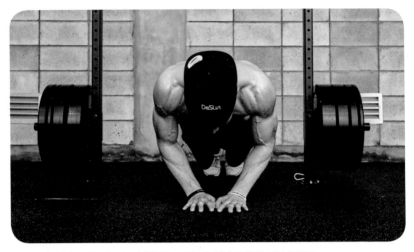

그 상태에서 '팔꿈치를 옆구리로 붙인다'는 느낌으로 구부려 내려가기 시작한다.

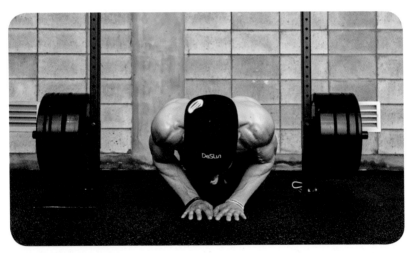

빠르지 않게 천천히 내려간다.

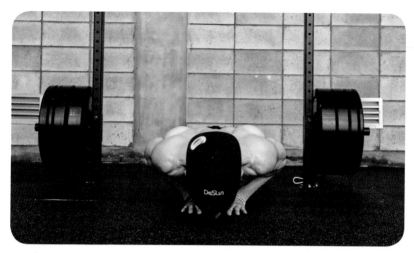

팔꿈치에 가슴이 닿을 때까지 몸을 곧게 유지한 상태로 내린다.

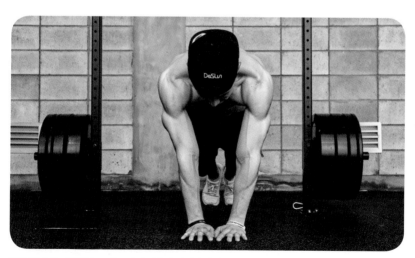

몸을 곧게 유지하면서, 그대로 다시 처음의 자세까지 밀어 올린다. 50개가 될 때까지 한다.

08 푸시업 넓게

가슴을 집중적으로 자극하는 푸시업이다. 팔을 넓게 펴고 운동함으로써 팔 뒤쪽에서 힘의 개입이 줄어들기 때문에, 조금 더 가슴과 어깨의 힘으로 집중할 수 있다. 남자의 어깨가 뒤태의 완성이라면, 앞태는 가슴이 화룡점정이라할 수 있다. 그만큼 힘든 푸시업이기도 하다. 한 동작 한 동작 집중하며 움직여보자.

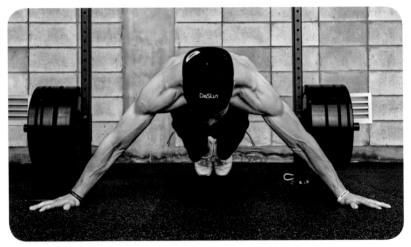

푸시업 기본자세에서 팔의 너비를 3배로 놓는다.

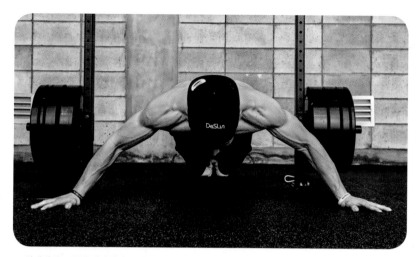

그 상태에서 조금씩 내려가기 시작한다.

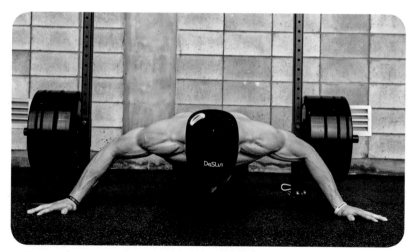

이때 '가슴과 어깨로 모든 무게를 받아낸다'는 느낌으로 집중한다.

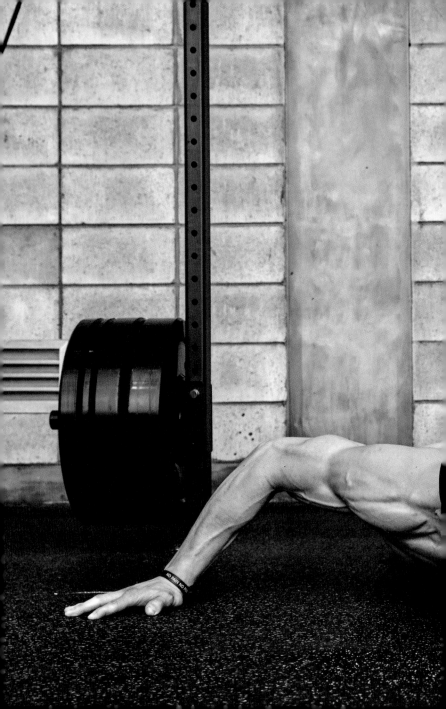

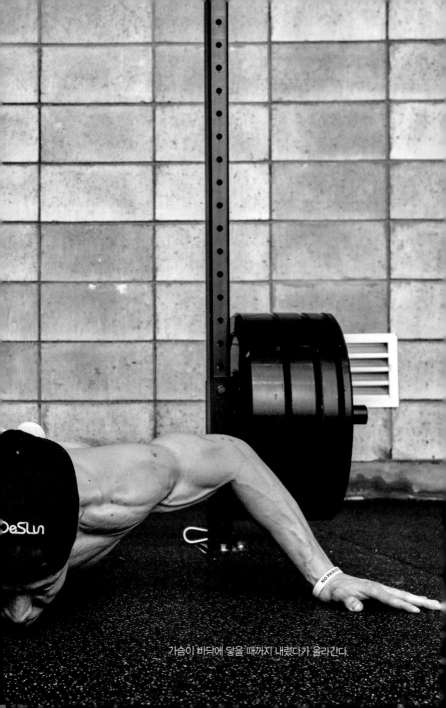

가슴이 바닥에 닿을 때까지 내렸다가 올라간다.

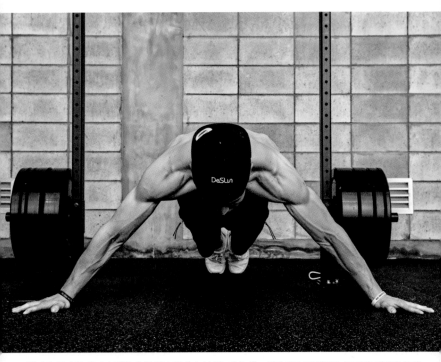

완전히 올라갈 때까지 반동이 없어야 한다. '가슴을 짜낸다'는 생각으로 집중한다. 20개만 집중해서 해도 충분히 운동이 된다.

바로 앞에서 소개한 푸시업 넓게보다 조금 더 강도가 있는 푸시업이다. 아처 푸시업은 한쪽 어깨와 기슴, 팔 뒤쪽을 더 깊고 더 강하게 자극한다. 이제까지 소개한 푸시업이 상하 움직임에 중점을 두었다면, 지금부터는 상하 움직임에 좌우 움직임을 더한 운동이다. 물론 그만큼 더 어렵다.

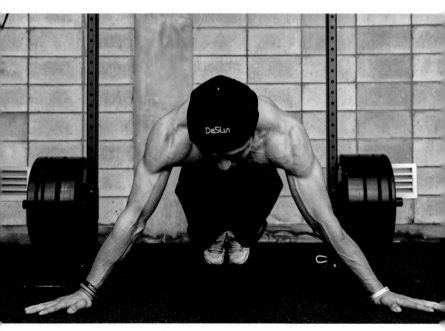

팔을 일반 푸시업 너비의 3배만큼 벌린다.

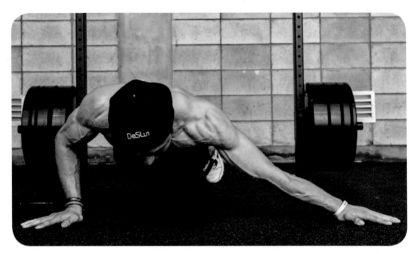

한 팔은 곧게 펴고 다른 한 팔만 구부리며 한쪽으로 내려가기 시작한다.

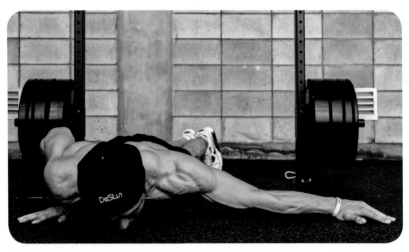

빠르지 않게 천천히, 닿기 직전 상태까지 완전히 내린다. 가슴을 완전히 내려놓는 것이 아니라, 바닥에
닿기 직전에 멈춰야 한다.

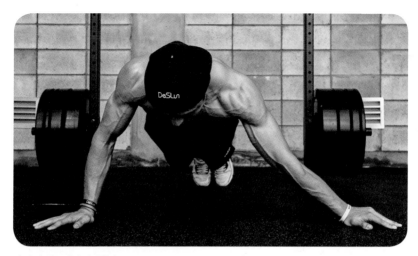

다시 반대로 밀기 시작한다.

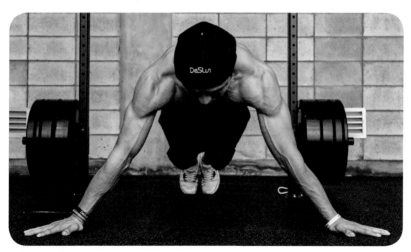

가운데 위치로 돌아간 다음, 반대쪽에서 같은 동작을 반복한다.

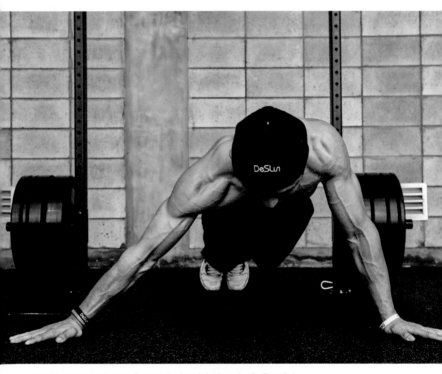

양방향으로 10번씩 이동, 총 20개만 집중해서 해도 자극은 충분하다.

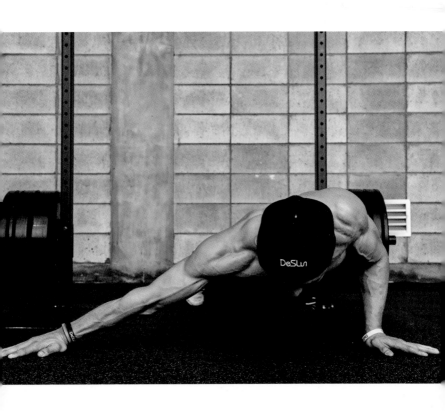

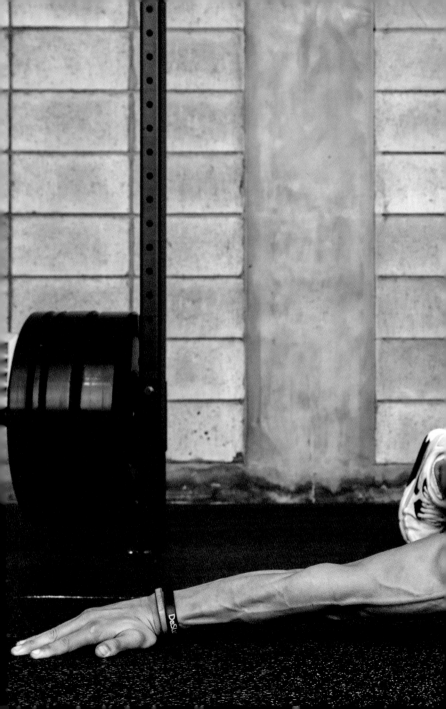

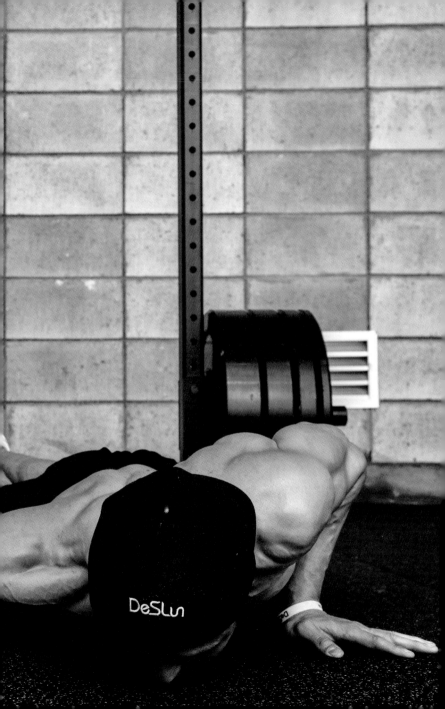

10 타입라이터 푸시업

타입라이터 푸시업은 아처 푸시업 후에 들어가야 한다. 아처 푸시업처럼 힘을 준 상태에서 이동해야 할 뿐 아니라, 움직이면서 힘을 유지하고 자극하는 운동이기 때문이다. 운동의 난도가 올라가는 만큼 몸도 힘들어진다. 다시 한 번 강조하겠다. 근육은 지금 이상의 힘을 써야 한다고 느낄 때 발달한다.

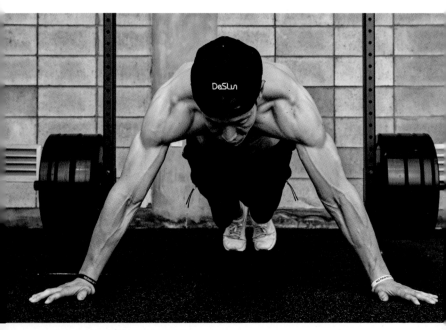

팔을 일반 푸시업 너비의 3배만큼 벌린다.

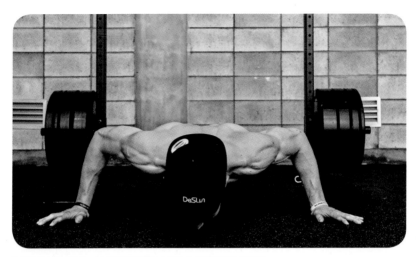

푸시업 넓게 자세로 가슴이 바닥에 닿기 5센티미터 전까지 내린다.

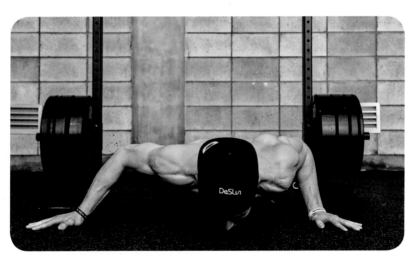

가슴과 바닥 사이의 5센티미터 간격을 유지하면서 천천히 한쪽으로 이동한다.

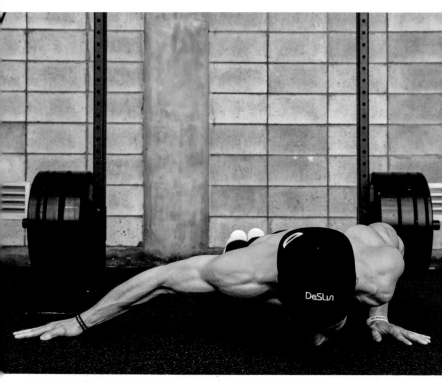

팔이 완전히 곧게 펴질 때까지 이동한다. 이때 가슴이 바닥에 닿거나 자칫 동작 하나라도 지나쳐버리면 안 된다.

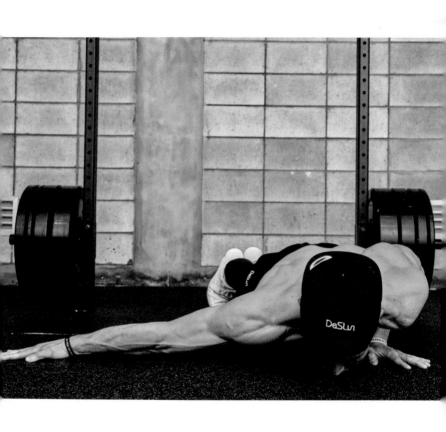

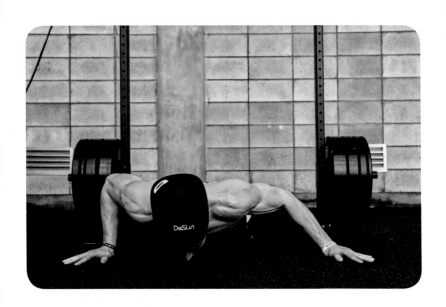

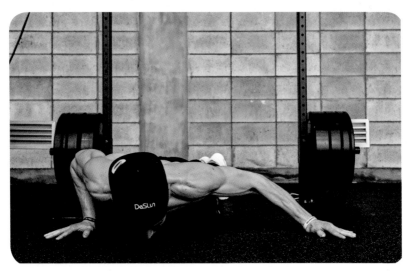

반대쪽으로 이동하며, 양쪽을 번갈아 반복한다.

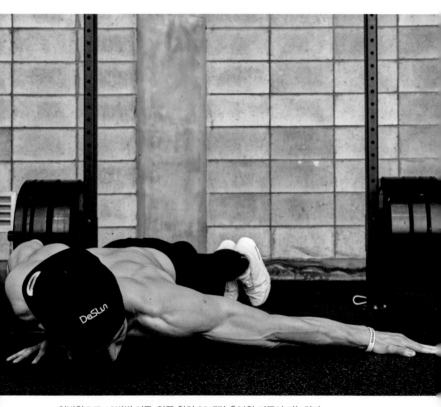
양방향으로 10번씩 이동, 양쪽 합쳐 20개면 충분한 자극이 가능하다.

11 삼두 집중 자극 푸시업

지금까지 소개했던 푸시업을 완전히 해낼 수 있다면, 이제는 삼두 집중 자극 푸시업 차례이다. 이전까지 했던 팔을 모아서 하는 푸시업보다 훨씬 더 강한 자극을 주기 때문에 운동효과도 탁월하다. 그러니 충분한 선행연습 없이 바로 들어가면 테니스엘보 등의 부상 가능성이 있으므로, 충분히 기본을 다진 뒤에 하는 것이 좋다.

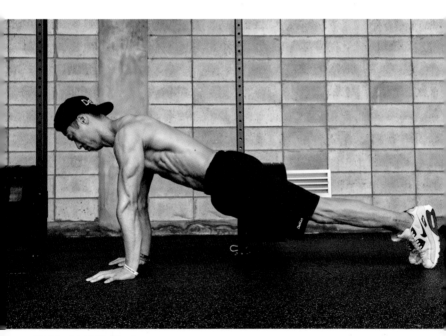

푸시업 기본자세를 잡는다.

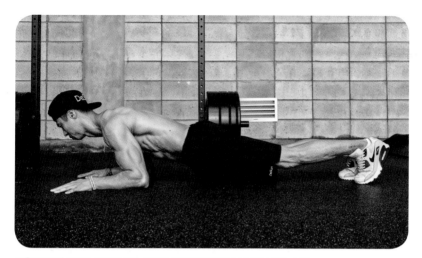

몸을 곧게 편 상태로 유지하면서, 천천히 팔꿈치를 구부려 바닥에 내려놓는다.

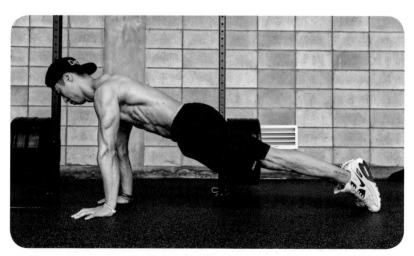

그 상태에서 몸을 비틀지 않고 팔 뒤쪽의 힘으로 밀어 올려 처음의 자세로 돌아간다. 20개만 제대로 해도 충분한 자극이 온다.

12 힌두 푸시업

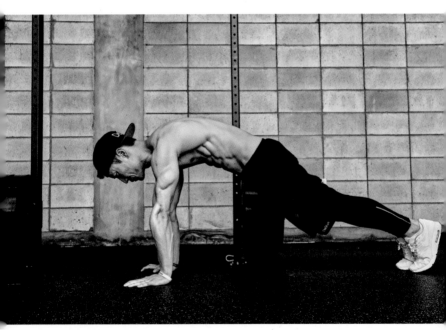

힌두 푸시업은 '배밀기'라고도 부른다. 유도 선수나 레슬링 선수가 훈련 때 자주 쓰는 운동법이다. 그만큼 여러 부위의 다양한 근육을 사용하며, 전신의 움직임에 많은 도움을 주는 동작이다. 조금 더 다양한 부위를 자극하고, 다양한 자세로 어깨와 가슴과 팔 뒤쪽에서 내 몸을 받아주기 위해, 이제는 몸을 움직이며 푸시업 자세가 몸에 익숙해지도록 연습해보자.

푸시업 자세를 잡는다.

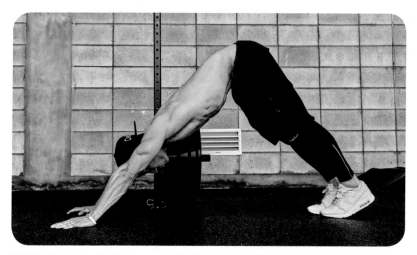

엉덩이를 위로 올리고 상하체가 90도 직각을 이루도록 어깨에 힘을 주어 올린다.

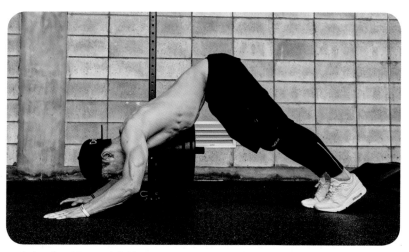

그 상태 그대로 팔을 구부리면서 '손바닥 사이로 머리를 밀어 내린다'는 느낌으로 천천히 내려간다.

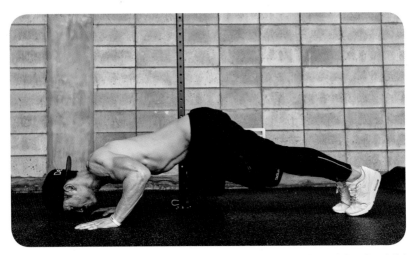

바닥과 얼굴 사이의 거리가 5센티미터 될 때까지 내린 뒤, 그대로 유지하며 앞으로 머리를 밀고 어깨와 팔 뒤쪽 힘으로 버틴다.

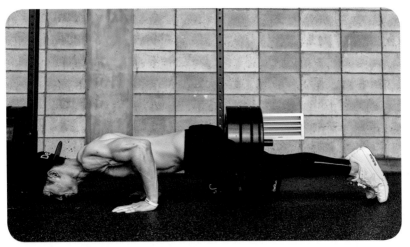

높이를 그대로 유지한 채 앞으로 더 밀고 나간다. 몸이 일자가 될 때까지 어깨에 더 힘을 주어 나간다.

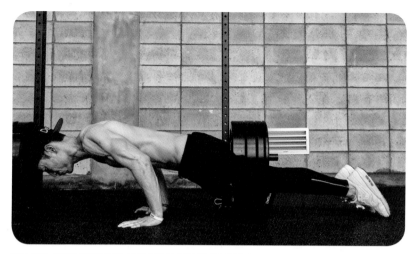

몸을 일자 상태로 유지하면서, 어깨 힘으로 강하게 밀어 올린다.

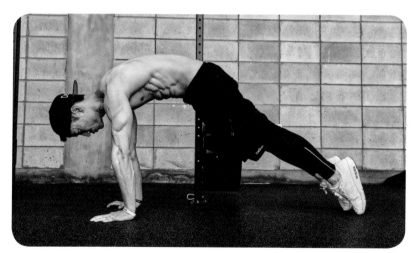

팔이 수직이 되는 지점을 넘어서서

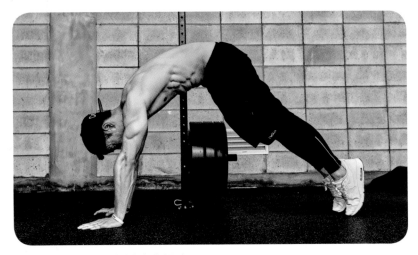

다시 몸이 90도가 되는 지점까지 밀어준다.

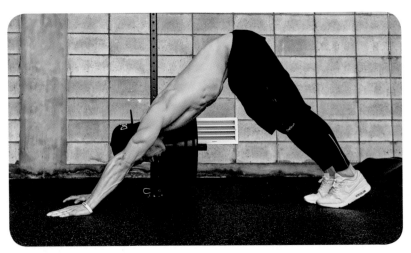

20개를 목표로 연습한다.

무빙 푸시업은 몸 전체의 균형을 맞춰가며 움직여야 하는 동작이다. 어깨 뒤쪽과 팔 뒤쪽에 강한 자극을 줄 수 있다. 무빙 푸시업을 처음 보는 이들도 많을 것이다. '이런 푸시업도 있었어?'라고 생각할 정도로 내 몸의 다양한 부위를 두루 사용한다. 어깨, 팔, 엉덩이의 자세뿐 아니라 발목의 모습도 유의하며 운동해보자.

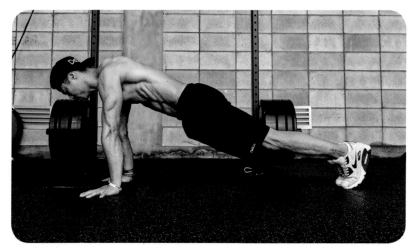

푸시업 자세를 취한다.

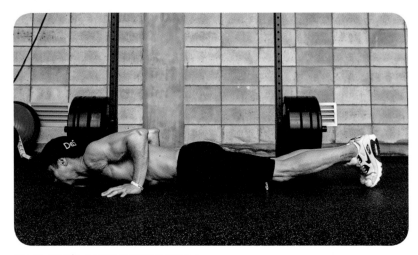

가슴이 바닥에 닿기 5센티미터 전까지 내려간다.

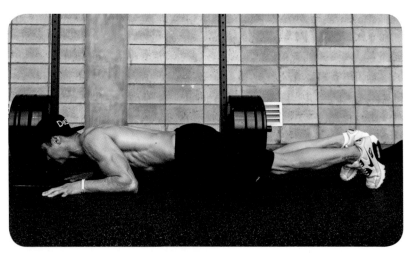

발목만을 사용하여 뒤로 걷듯이 나가며 팔꿈치를 내려놓는다. 이때 몸은 계속 일자로 유지되어야 한다.

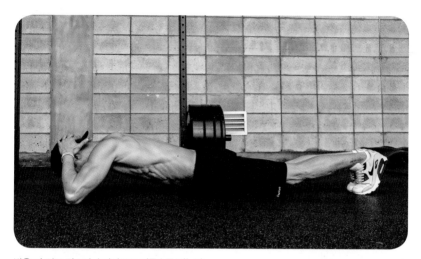

발을 더 뒤로 걸으며 손바닥으로 뒤통수를 감는다.

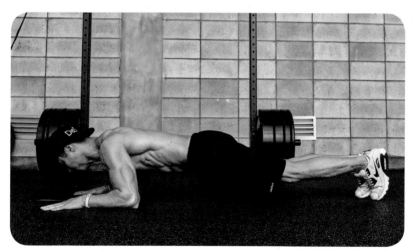

다시 앞으로 걸으며 손바닥을 바닥에 내려놓는다.

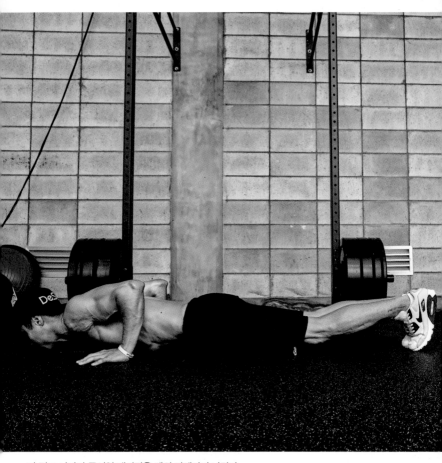

더 밀고 나가며 푸시업 내려갔을 때의 자세까지 나간다.

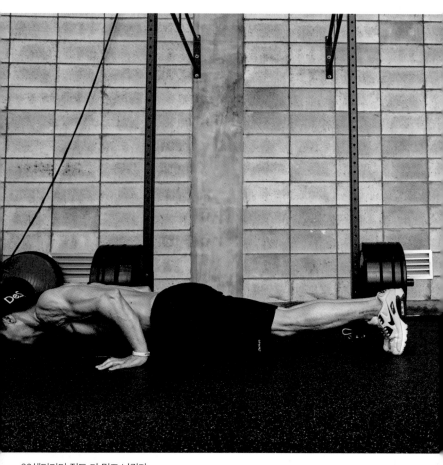

30센티미터 정도 더 밀고 나간다.

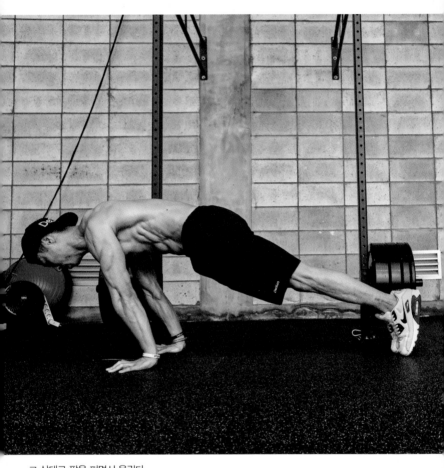

그 상태로 팔을 펴면서 올린다.

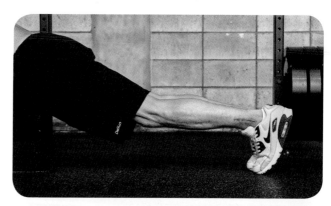

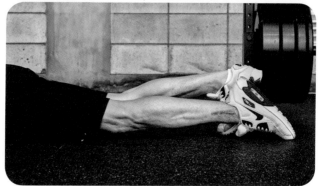

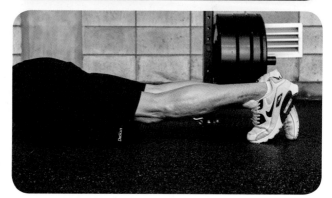

이때 사진처럼 발목을 이용해서 앞으로 나가고 뒤로 빠진다.

14 원암 푸시업

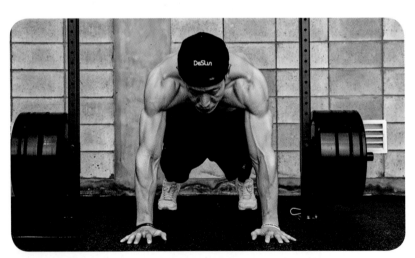

텔레비전이나 잡지에서 젊고 멋진 남자들이 한 팔로만 푸시업하는 장면을 본 사람이 많을 것이다. 그것이 바로 원암 푸시업이다. 멋지긴 하지만 가장 고난도 푸시업이라고 말해도 조금의 과장이 없다. 원암 푸시업은 주의사항이 하나 있는데, 몸을 비틀지 말라는 것이다. 몸을 비틀면 운동이 쉬워진다. 하지만 그만큼 운동효과도 떨어진다는 사실을 기억해두자.

푸시업 자세를 취한다.

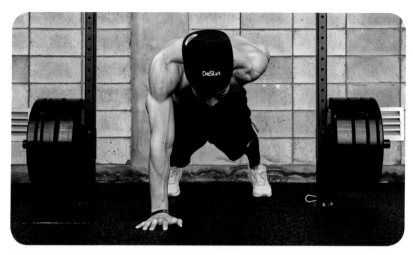

온몸에 힘을 주고, 한 손은 마치 양손으로 푸시업을 하듯 버티며, 다른 한 손은 위로 들어서 고정한다.

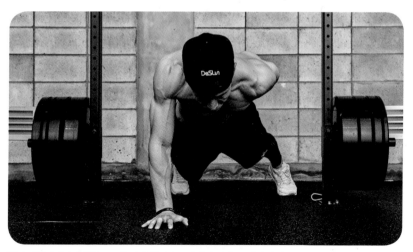

몸이 비틀거리거나 한쪽으로 쏠리지 않도록 조심하며, 팔을 굽혀서 내려가기 시작한다.

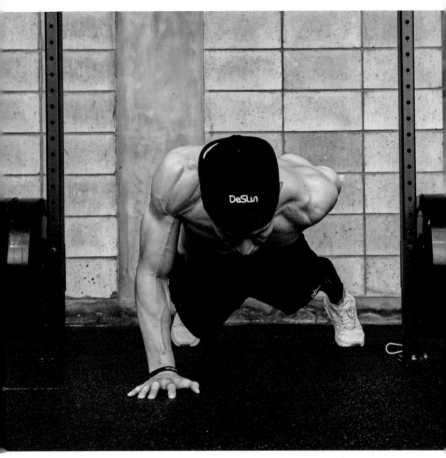

중심을 잡으며 천천히 더 내려간다.

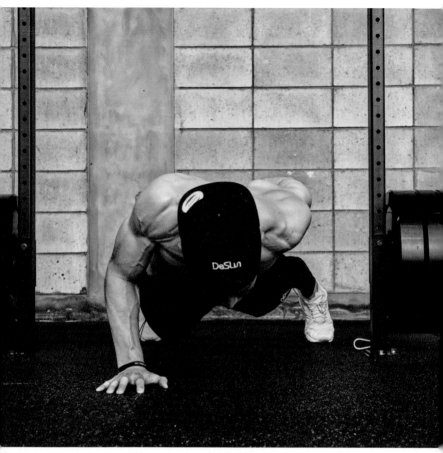

원암 푸시업을 처음 할 때는 자신의 몸무게가 감당 안 될 것이다. 우선 이 정도까지만 내리는 연습을 해
보자.

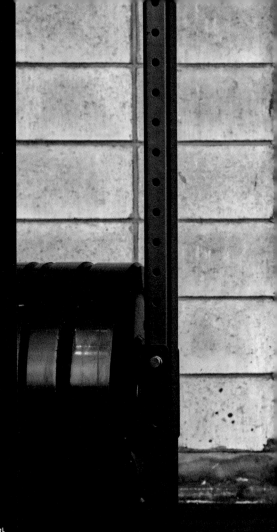

원암 푸시업에 익숙해진 뒤에는 끝까
지 내리고 밀어 올린다. 밀어 올릴 때
도 몸이 비틀어지지 않고 곧게 유지
한다. 10개만 제대로 해도 잘하는 축
에 속하는, 진짜 어려운 푸시업이다.
조금씩 천천히 횟수를 늘린다.

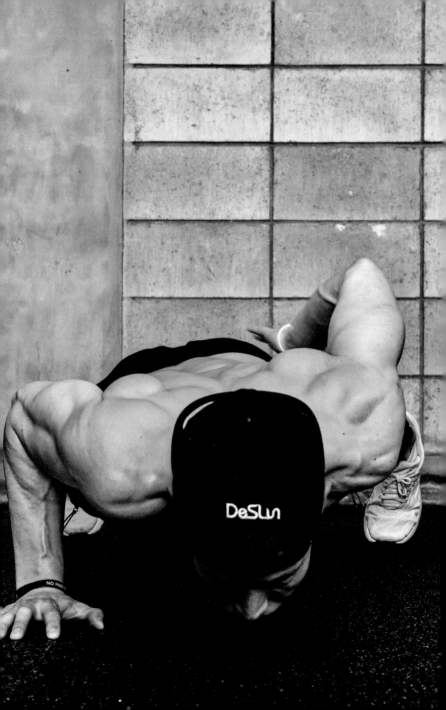

15 플라이오 푸시업

푸시업만으로는 조금 간지럽다고 느껴질 때, 물구나무 푸시업으로 넘어가기 직전에 더 강한 자극을 느끼고 싶을 때 추천하는 푸시업이다. 팔을 바닥에서 떨어뜨렸다가 다시 짚을 때 같은 위치로 떨어질 수 있도록 신경을 집중하며 운동한다. 힘이 안 받쳐줄 때 무리하게 시도하면 손목이나 손가락을 다칠 수 있으므로 주의한다.

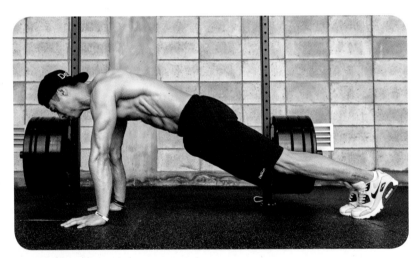

푸시업 자세를 취한다.

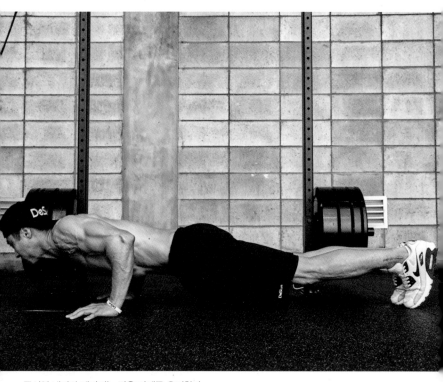

푸시업 내려갈 때까지는 같은 자세를 유지한다.

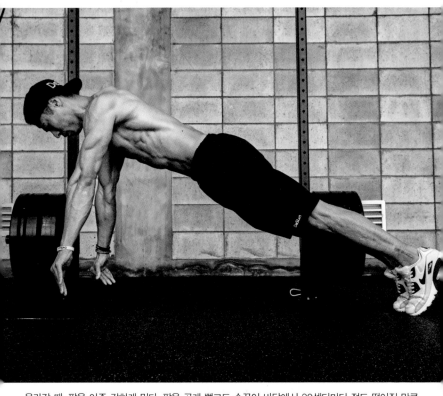

올라갈 때, 팔을 아주 강하게 민다. 팔을 곧게 뻗고도 손끝이 바닥에서 20센티미터 정도 떨어질 만큼 세게 민다. 이때도 몸은 곧게 유지되어야 한다.

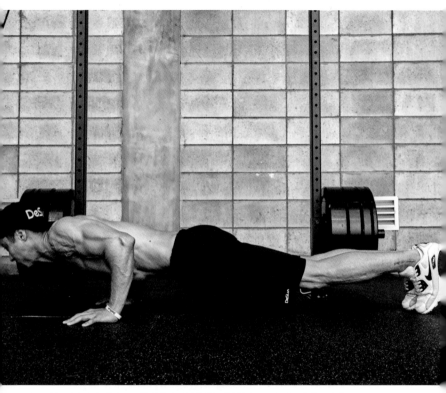

다시 같은 자리에 손바닥으로 착지하고, 이 동작을 반복한다. 20개 정도면 충분하다.

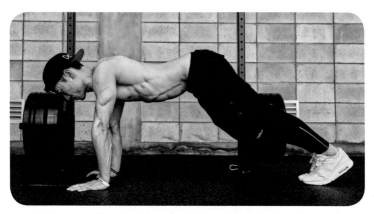

푸시업 자세에서 엉덩이를 높이 들고 배에 힘을 빼서 축 늘어뜨린다.

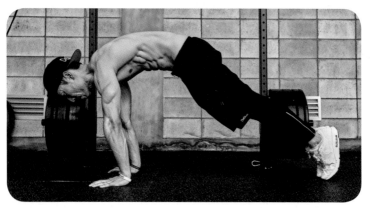

그 상태에서 다른 곳은 모두 고정하고 복근에만 힘을 주며, 등을 둥그렇게 말기 시작한다.

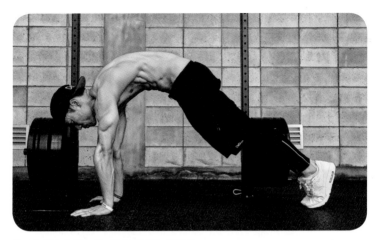

둥그렇게 말 수 있는 최고점에서 멈추고 버틴다.

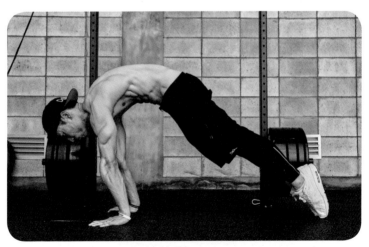

엉덩이부터 발끝까지 모두 힘을 준다. 온몸에 힘이 들어간 상태가 되어야 하며, 이 상태에서 그대로 버텨야 한다. 처음에는 쥐가 나겠지만 이내 적응할 수 있다. 뒤이어 나오는 동작에 큰 도움이 된다. 1분 이상 버틸 수 있도록 연습한다.

할로우보디 플랭크에서 약 20센티미터 정도 다리를 앞으로 밀어줘서 움직이는 동작이다. 이 동작 또한 뒤에서 나올 물구나무 동작을 할 때 손목에 무리를 주지 않기 위해 도움이 된다. 또 이는 징도 앞뒤로 버틸 수 있는 힘을 길러주어 중심을 잡는 데에도 좋다.

주의해야 할 사항은 다음과 같다. 온몸에 힘이 들어가야 하는데, 특히 엉덩이에서 발끝까지 힘이 들어가야 한다. 복근에는 힘을 최대한 줘서 어떻게든 버틴다. 이때 팔꿈치는 최대한 펼친 상태를 유지한다.

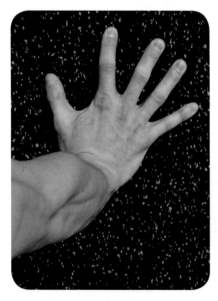

손목이 뻐근할 경우에는 손끝의 각도를 이렇게 풀어준다.

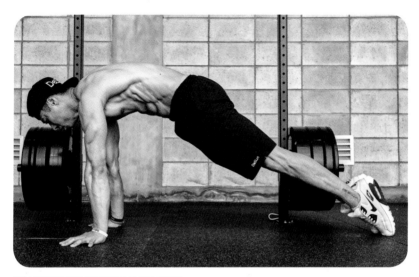

앞서 익힌 할로우보디 플랭크 자세를 취한다.

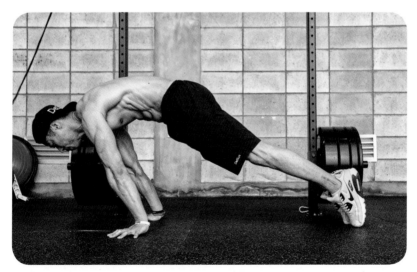

그 자세에서 발끝을 20센티미터 정도 당기고 팔을 앞으로 기울여 버틴다. 이때 손목이 뻐근하다면 손끝의 각도를 왼쪽 사진처럼 바깥으로 조금 돌려준다. 금세 편안해질 것이다. 1분을 버틸 수 있을 때까지 한다.

본격적으로 어깨에 집중하는 푸시업이다. 복근, 엉덩이, 발끝까지 힘을 주고
푸시업을 하면 다른 곳에 힘이 몰려버려서 푸시업 자체가 상당히 힘들어진다.
이때 어깨와 팔 뒤쪽 힘으로 밀 수 있게 되어야만, 다른 푸시업도 모두 할 수
있게 되고 어깨도 더 강해진다. '이거 할 때 가슴은 어떻게 해요?'라는 질문은
생각도 안 날 만큼 강한 가슴을 만들어놓은 상태가 되었을 것이다.

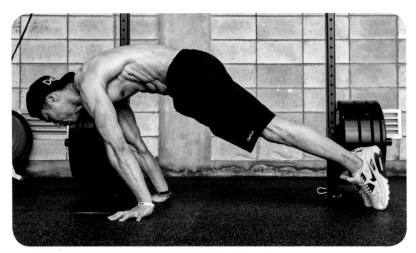

바로 앞에서 해보았던 할로우보디 기울이기 자세를 취한다.

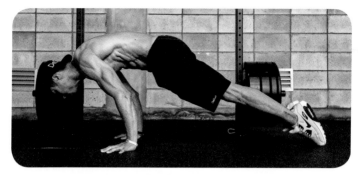

그 상태에서 팔을 구부려 내리기 시작한다. 이때 몸 어느 한군데도 힘이 풀리면 안 된다.

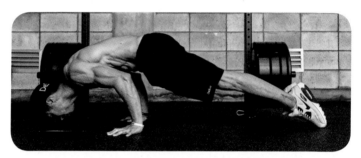

얼굴이 바닥을 정면으로 보게 하면서 내려가는데, 바닥에 닿기 직전까지 내려야 한다.

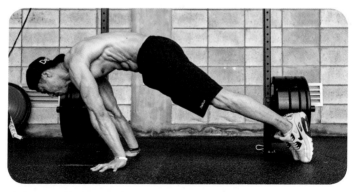

다시 밀어서 처음의 자세로 돌아간다. 20개가 될 때까지 연습한다.

이로써 바닥에서 할 수 있는 푸시업은 모두 끝났다. 이제 기본은 된 상태이다. 다음으로 배울 평행봉 운동과 병행하며, 본격적으로 벽으로 가서 물구나무를 서보자. 그리고 자유물구나무 푸시업이 가능해질 때까지 연습해보자.

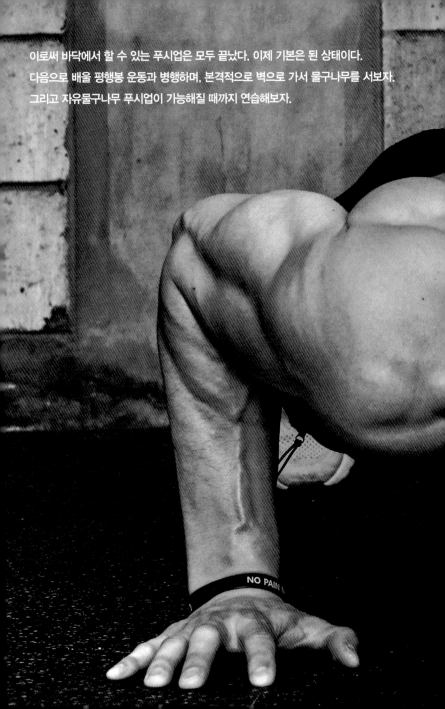

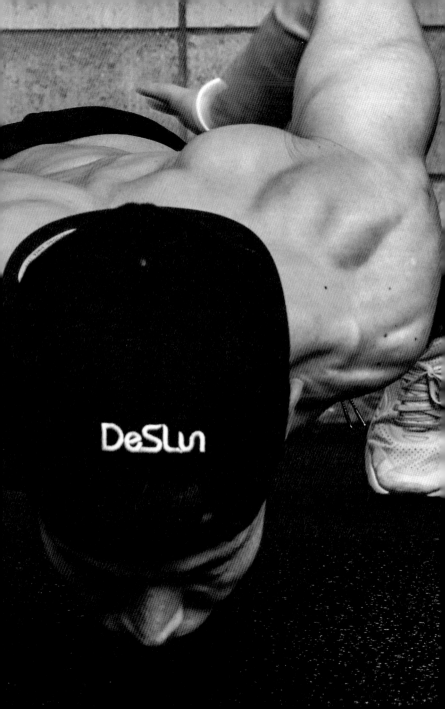

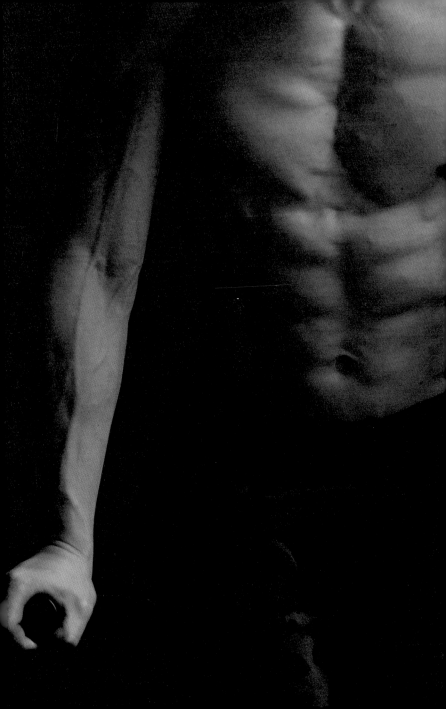

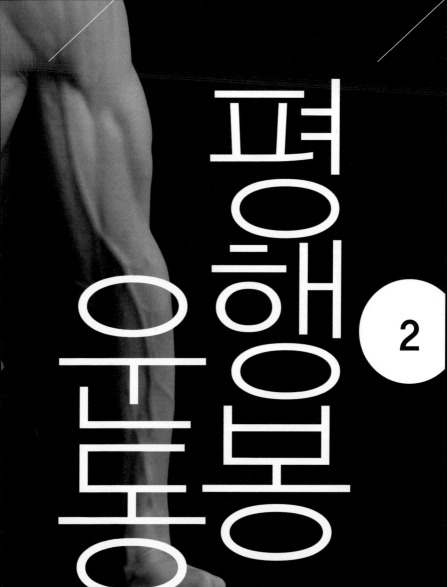

펴
행
운
동
보
2

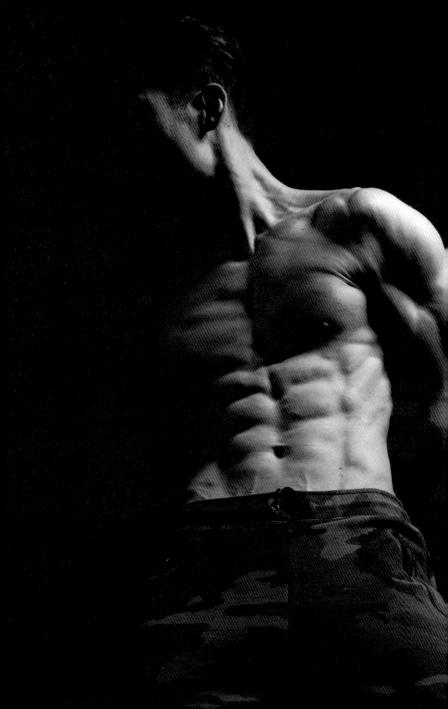

남 자 라 면

어 깨

오래전부터 있어왔던, 하지만 외면받고 있는 아주 좋은 운동 중 하나로 평행봉을 꼽을 수 있다.

봉 2개에 손을 올리고, 몸은 바닥에서 띄우며, 자신의 힘으로 그 중량을 올리고 내려야 한다.

당연히 근육운동에 효과적일 수밖에 없다. 솔직히 말하자면 평행봉에 올라가서

중심을 잡은 상태로 계속 있기만 해도 운동이 될 정도이다.

푸시업보다 조금 더 깊이 내릴 수 있기에 더 많은 자극을 줄 수 있는 운동이기도 하다.

그러나 내 몸무게가 통째로 실리는 운동이니만큼 조심도 해야 한다.

기본이 잡혀 있지 않은 상태에서 호기롭게 몸을 던지면 부상의 위험도 높아지기 때문이다.

서론은 짧게 가겠다. 지금부터 어깨근육과 가슴근육 발달에 아주 좋은 평행봉 운동을 살펴보도록 하자.

01 평행봉 버티기

평행봉을 잡고 팔을 펴서 올라간다. 처음부터 팔꿈치를 곧게 펴면 중심이 안 잡힐 수도 있다. 팔꿈치를 조금 구부리고 온몸에 힘을 준 상태로 적어도 1분은 버틸 수 있을 때까지 가보자. 우리 몸에게 '이제 이 위에서 놀 거니까 이 동작과 친해져'라고 이야기해주는 단계이다.

어느 정도 버텨지기 시작하며 여유가 생기면, 팔꿈치를 완전히 펴서 고정하고 중심을 잡아보자. 이때 팔꿈치를 그냥 펴버리면 몸에 힘이 빠지고 앞뒤로 크게 요동치며 뒤로 넘어가는 경우가 생긴다. 복근과 엉덩이, 허리에 모두 힘을 주고 버텨야 한다.

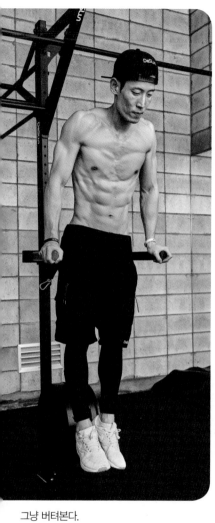

그냥 버텨본다.

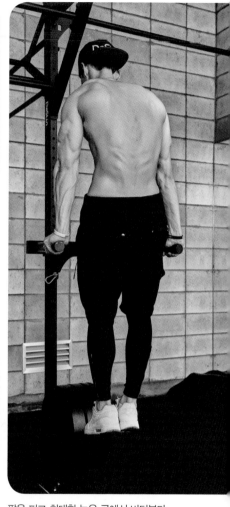

팔을 펴고 최대한 높은 곳에서 버텨본다.

02 평행봉 위에서
날개뼈 움직이기

어깨를 으쓱 추어올리며 몸을 내리고 올리는 동작을 반복함으로써 어깨와 날 개뼈 주변의 근육을 자극하고 발달시키는 운동이다. 물론 평행봉 운동은 평행 봉 위에서 중심만 잡고 계속 있어도 충분히 운동이 된다고 말하긴 했지만, 그 래도 거기서 멈출 수는 없지 않은가. 한 걸음씩 더 나가면서 다양한 평행봉 운 동을 익혀보자.

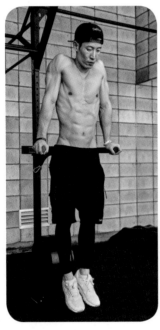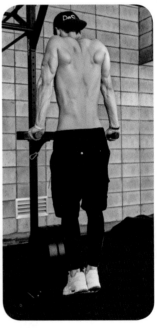

평행봉 위에서 팔을 펴고 버티는 것이 익숙해졌을 것이다. 이제 팔을 펴고 몸을 최대한 아래로 내려서 축 처진 상태로 만들어보자.

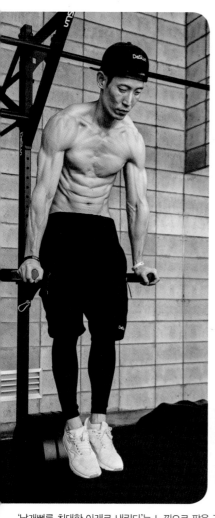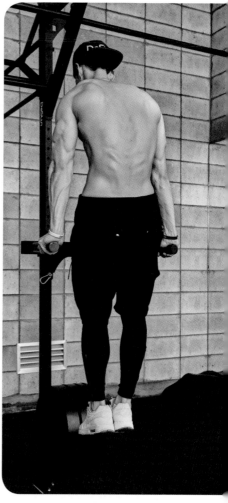

'날개뼈를 최대한 아래로 내린다'는 느낌으로 팔을 곧게 편 상태에서 몸을 최대한 위로 쭉 올린다. 어깨를 으쓱 추어올린다고 생각하면 된다.

03 점핑 딥

평행봉을 잡고 버티는 느낌과 힘이 빠졌을 때 봉에서 내려가는 방법 등은 앞선 버티기에서 충분히 느끼고 배웠을 것이다.

이제는 본격적으로 밀어보는 단계이다. 혹시나 천천히 내려가고 올라가는 깃이 가능하다면 생략해도 괜찮다. 내릴 때나 버텼다가 올릴 때 반동이 없게 할 수 있는 능력이 아직 없을 터이므로, 그 느낌을 시뮬레이션하며 몸에 조금씩 동작을 알려주는 단계라고 봐도 된다.

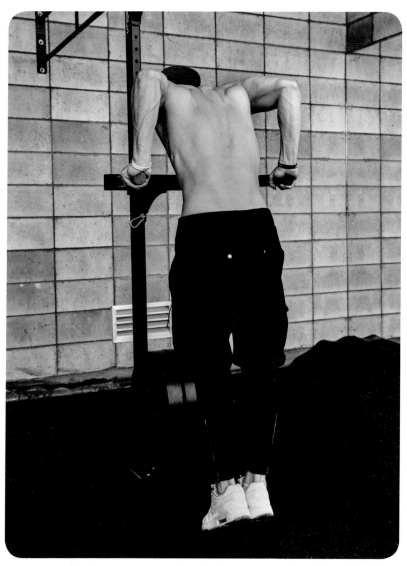

평행봉에 손을 올려놓고 발끝이 바닥에 닿을 만한 높이로 세팅한다. 혹시 발이 닿지 않는다면 의자나 박스 등을 놓고 높이를 조절하자.

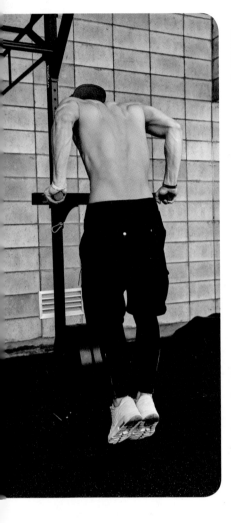
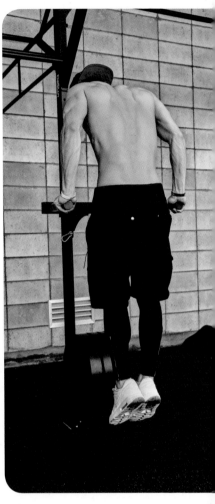

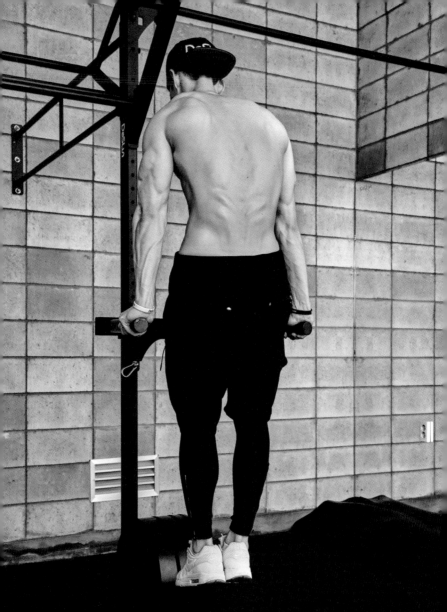

양발을 모아 강하게 점프하며, 그대로 동작을 이어서 팔을 곧게 펴고 평행봉 위로 올라간다. 잠시 버티다가 바로 힘을 빼고 처음의 자세로 돌아간다. 이때도 쉬지 말고 바로 점프해서 다시 올라간다. 30개 정도 가능해지면 다음 단계로 넘어간다.

04 딥 버티며 내려가기

미는 힘을 늘리기 이전에 버티는 힘부터 늘려둬야 한다. 다시 한 번 강조하지만 평행봉 운동은 내 몸무게가 통째로 실리는 운동이다. 따라서 기본이 잡혀 있지 않은 상태에서 호기롭게 몸을 던져버리면 분명히 부상을 입을 가능성도 높아진다.

앞선 평행봉 동작을 모두 익숙하게 할 수 있다면, 이제는 한 단계를 더 얹어 볼 차례이다. 버티며 천천히 내려가서 힘을 늘려주는 단계로 들어가보자.

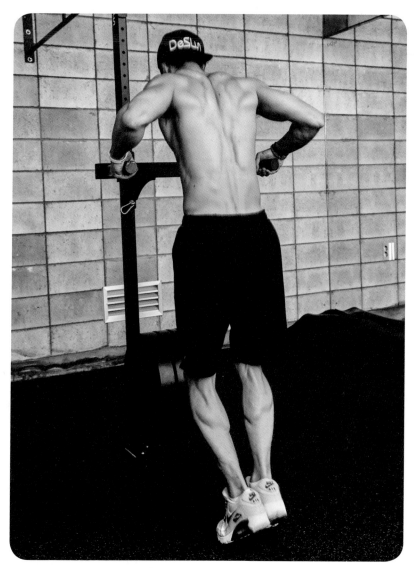

봉을 잡고 점프해서 올라갈 준비를 해둔다.

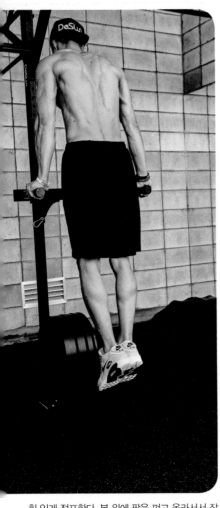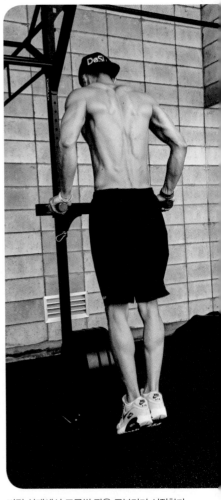

힘 있게 점프한다. 봉 위에 팔을 펴고 올라서서 잠시 버틴다.

버틴 상태에서 조금씩 팔을 구부리기 시작한다.

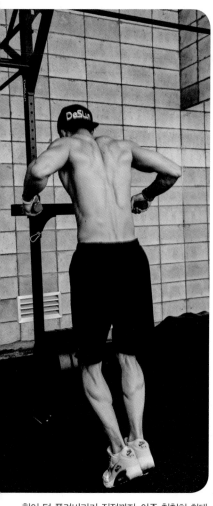

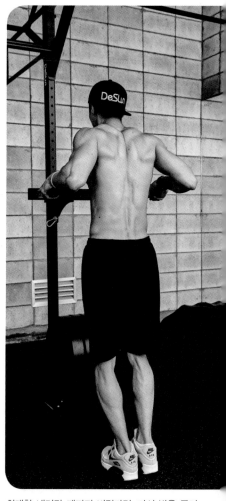

힘이 턱 풀려버리기 직전까지, 아주 천천히 최대한 버틴다. 몸에서 받아주는 데까지는 어떻게든 버텨질 테지만, 그 지점이 넘어서면 턱 하고 풀려버리게 된다. 이 지점 역시 반복적으로 연습하다 보면, 결국 시간이 흐른 뒤에는 끝까지 버티게 된다.

최대한 내려갈 때까지 버텼다면, 다시 발을 굴러서 점프를 하고, 다시 버티며 천천히 내려온다. 이 동작을 반복한다. 30개 정도 되면 뒤이어 나올 평행봉 딥 몇 개는 충분히 가능해질 것이다.

05 평행봉 딥

평행봉 위에서 할 수 있는 고강도 운동은 참 종류가 많다. 하지만 멋진 몸을 만들고 힘을 늘리는 것이 목적이라면 딱 여기까지만 해도 충분하다. 나머지는 퍼포먼스이고, 또 부상의 위험도 있기 때문이다. 이번에 소개할 평행봉 딥을 반동 없이 할 수 있는 능력이 생긴다면, 당신은 이미 충분한 어깨와 가슴을 가지고 있을 것이다.

마지막 단계이다. 완벽한 가슴을 목표로 동작 하나하나마다 집중하며 연습을 해보자.

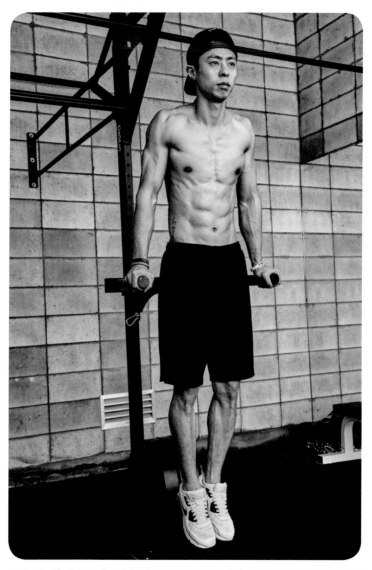

평행봉에 팔을 올린 채 올라서서 팔을 곧게 펴고 온몸에 힘을 준다. 그 상태로 곧게 펴고 버
틴다.

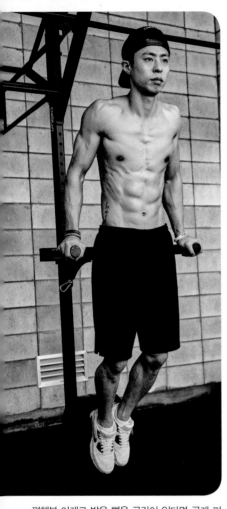

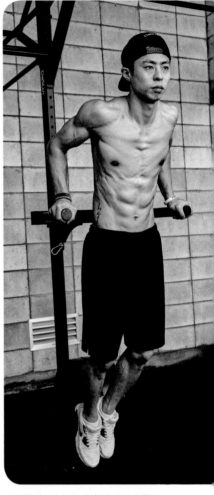

평행봉 아래로 발을 뻗을 공간이 있다면 곧게 펴
는 것이 좋으나, 높이가 안 나온다면 사진처럼 조
금 접고 팔을 곧게 펴서 버티면서 내려가기 시작
한다.

최대한 버틴다. 아주 천천히 버텨야 한다.

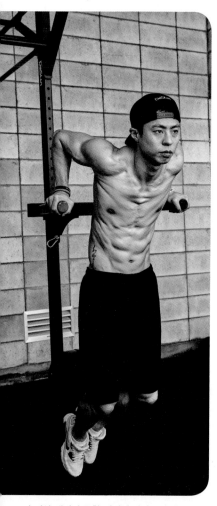

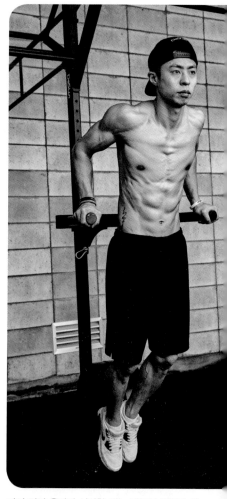

더 이상 내리지 못할 지점에 다다르면 반대로 올리기 시작한다. 이때 당연히 바닥에 발이 닿으면 안 된다. 만약 이 지점에서 올리지 못한다면, 즉 감당 못 할 높이까지 내려간 상태라면 그냥 발을 대고 떨어진다. 그리고 다시 위에서 내려가기를 시작하며 감당되는 지점까지만 내린다.

다시 밀어 올리기 시작할 때는 반동이 없어야 한다. 잠시 멈추었다가 다시 밀기 시작한다고 생각하면서 움직인다.

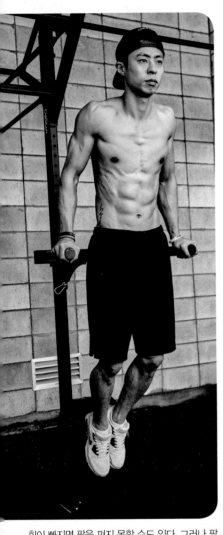

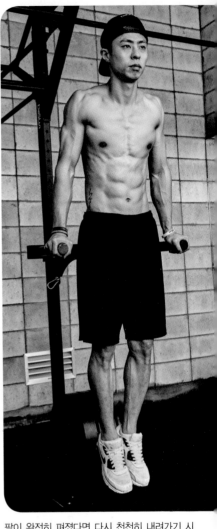

힘이 빠지면 팔을 펴지 못할 수도 있다. 그러나 팔을 완전히 펴는 단계까지 가야만 평행봉 딥을 완전하게 한 개 했다고 볼 수 있다.

팔이 완전히 펴졌다면 다시 천천히 내려가기 시작한다. 이 동작을 반복한다.

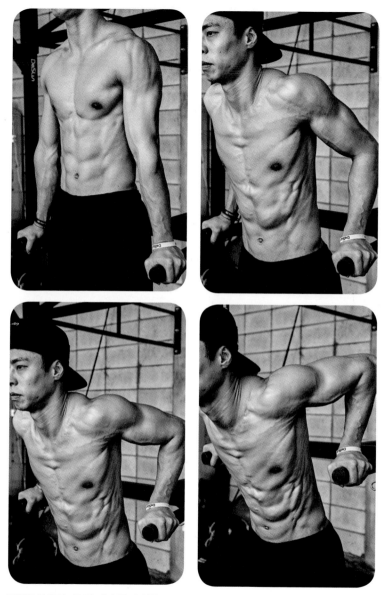

평행봉 딥의 전 과정을 다시 한 번 천천히 보자. 특히 근육의 움직임을 눈여겨본다. 20개가 완전히 가능해질 때까지 한다.

06 평행봉 딥스 앞으로 숙여서

평행봉 딥의 다음 단계로, 평행봉 딥이 완전히 익숙해진 뒤에 시도하자. 앞에서 소개한 모든 단계가 완전히 익숙해지고 몸에서 충분히 받을 때 가능한 동작이다. 평행봉에서 다리를 아래로 향하고 할 수 있는 모든 운동 가운데 자극면에서는 최고이다.

평행봉 딥스 앞으로 숙여서는 가동범위를 거의 끝까지 사용하는 단계로 진입하는 동작이라고 봐도 무방하다. 어깨와 가슴 그리고 팔 뒤쪽의 근육을 완전히 끝까지 사용하기 때문에 무리를 줄 수도 있으니 조심하자.

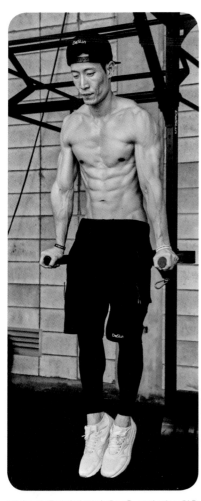

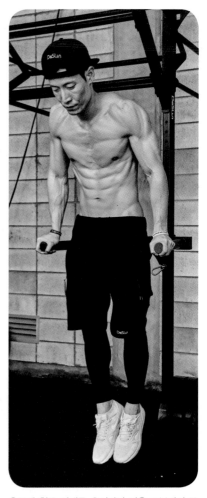

평행봉에 올라가서 팔과 온몸을 곧게 펴고 힘을
주며 버틴다.

온몸에 힘준 상태를 유지하며 팔을 구부려서 몸
을 앞으로 기울이기 시작한다.

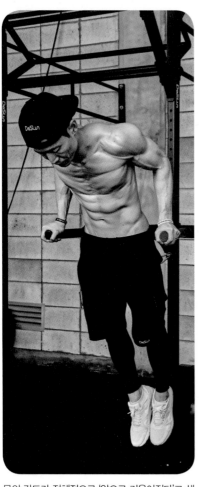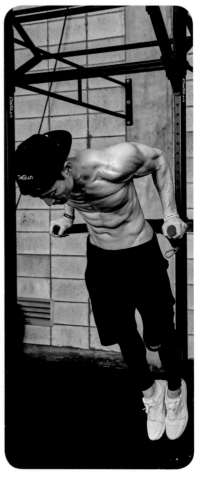

몸의 각도가 전체적으로 '앞으로 기울어진다'고 생
각하면 된다. 몸이 내려지는 만큼 계속 내려간다.

이 지점 정도 왔을 때 다시 살짝 올려본다. 올라
갈 힘이 된다면 다시 조금 더 내려가본다.

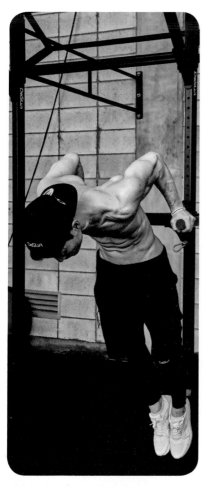

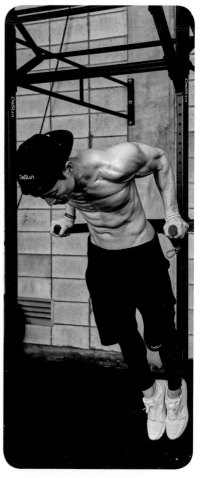

어깨 높이를 평행봉보다 낮게 내려본다. 그리고 반동 없이 올라가기 시작한다.

밀어 올릴 때도 다리가 아래로 처지지 않도록 엉덩이와 허리에 힘을 주면서, 내려갔던 각도와 동일하게 올라간다.

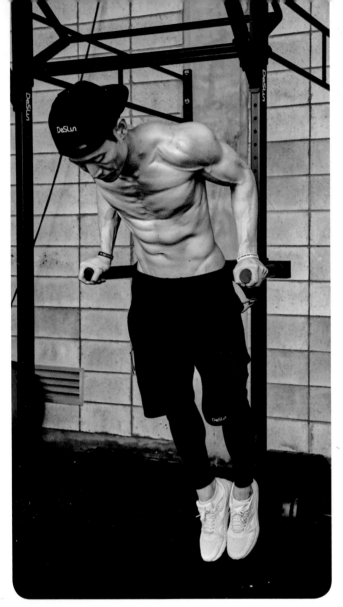

이쯤 되면 미는 것만으로도 너무나 힘들게 느껴진다. 몸에서 쉽게 힘이 빠져버릴 수도 있다. 발끝까지 모두 힘이 들어가 있어야 한다는 것을 잊지 말자.

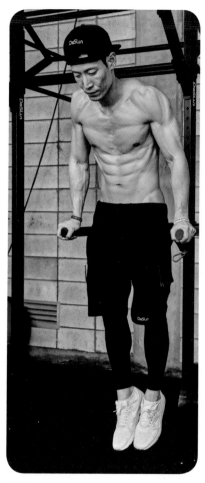
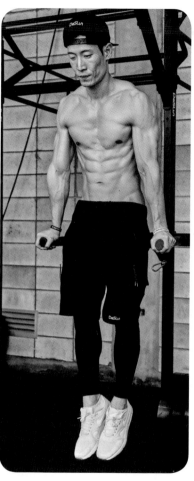

완전히 밀어 올린 뒤 완전히 중심을 되찾으면, 몸의 힘을 확인하고 다시 내려간다. 이 동작을 반복한다.

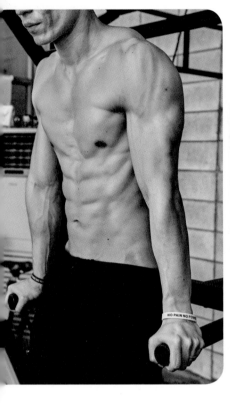

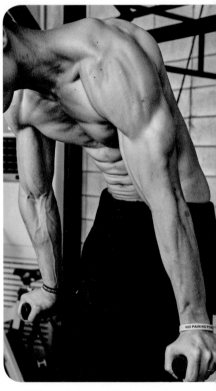

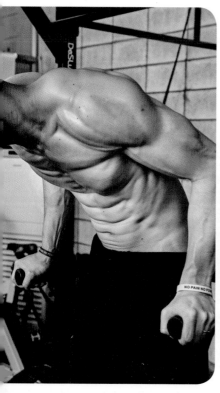
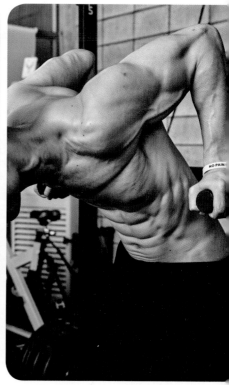

평행봉 딥스 앞으로 숙여서를 할 때 어깨와 가슴의 클로즈업 모습이다. 어떻게 움직여야 하는지 자세히 보자. 20개 정도를 할 수 있다면 충분하다.

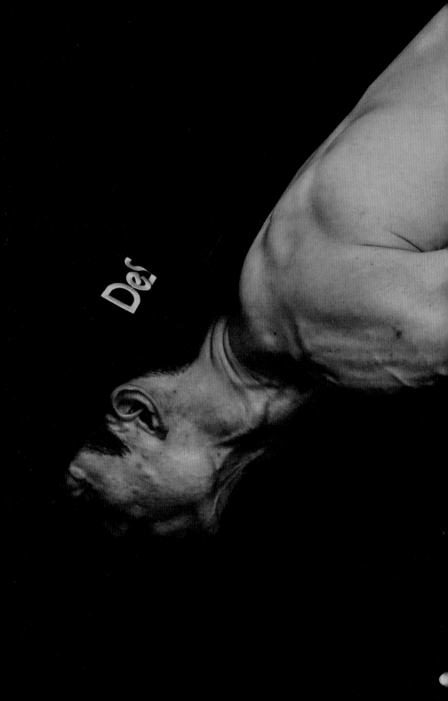

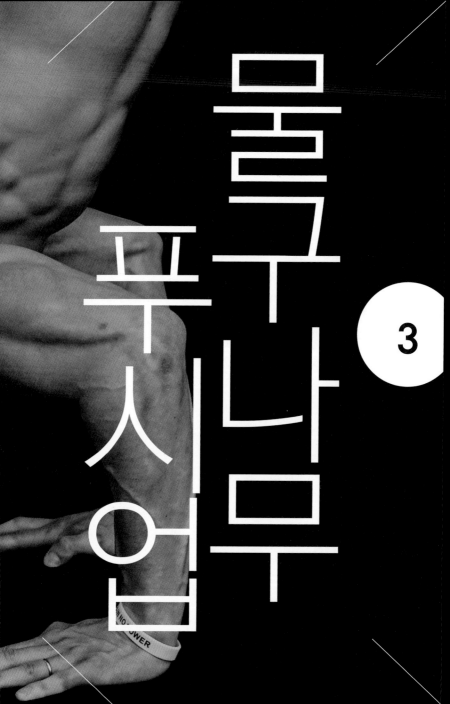

물구
푸나
시엄
무

3

어쩌면 《닥치고 데스런 – 남자는 어깨》는 이번 단계를 위한 선행운동을 알려주고자 만든 책이라 해도 과언이 아닐 정도이다. 물구나무 푸시업은 그만큼, 정말, 아주 많이 좋은 운동이다.

푸시업을 무시하던 이들이 참 많을 터이다. 어떤 이들은 앞부분을 보고
'아니야, 그래도 나는 푸시업 정도는 돼'라며 합리화를 하면서 이 부분부터 따라 할지도 모른다. 그렇지만 또 어떤 이들은 앞부분 운동에 1년 이상의 시간을 쓰고 여기까지 바득바득 기어 올라올지도 모른다.
솔직하게 말하겠다. 자유물구나무 푸시업은 나도 여전히 되는 날도 있고 안 되는 날도 있다.
이 책은 지문을 최소화하려 했으나, 여기서만큼은 할 말이 조금 많다.

척추측만증이나 불균형 등으로 통증을 느끼거나 힘의 불균형을 느끼는 경우, 바지가 한쪽으로 돌거나 많이 걸었을 때 한쪽 골반이나 무릎이 아픈 경우가 많으리라 생각한다. 나도 역시 척추측만증과 불균형이 심하다. 골반이 많이 틀어진 상태이고, 그 때문에 허리도 심한 커브를 그리고 있으며, 그 허리 커브 때문에 어깨 한쪽도 처진 상태이다. 나처럼 허리가 틀어지고 어깨 한쪽이 처져 있다면? 물구나무는 양쪽 팔과 어깨로 아래 중심을 잡고, 몸통이 중간 중심을 잡고, 다리가 탑 중심을 잡아야 하는 운동이기 때문에 이런 불균형은 엄청난 악재이다.

간혹 키가 조금 작거나 선천적으로 자세가 아주 좋은 이들은 길이가 딱딱 맞아주어 양쪽의 균형이 참 잘 맞는다. 그러나 지금까지 겪어본 바로는
이런 이들은 100 중 1도 되지 않는다. 그래서 물구나무가 참 힘든 것이다.

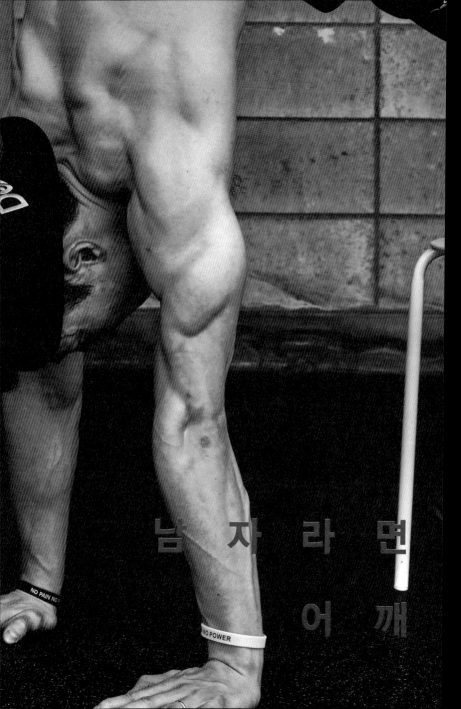

남 자 라 면

어 깨

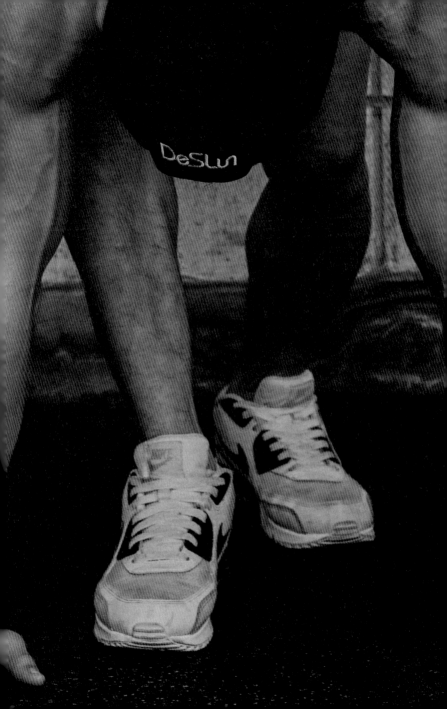

나는 키가 175센티미터밖에 안 되지만 몸의 불균형이 심하다 보니, 그만큼 제어해야 하는 힘점도 길어져버렸다. 그러는 과정에서 새롭게 알아낸 것이 있다. 기계체조 엘리트 선수들은 운동 때문에 키가 안 큰 것이 아니라는 사실이다. 성장기에 키가 너무 커버리면 몸의 컨트롤이 쉽지 않기 때문에 살아남지 못한 것뿐이었다. 그래서 나는 아들을 낳으면 뛰기 시작할 때부터 기본적인 맨몸운동을 시킬 계획이다. 운동 때문에 키가 크지 않을 리는 없다는 내 추론을 증명해보려는 것이다.

솔직하게 말하자면 단순히 운동만 위해서 자유물구나무를 설 필요는 없다. 파이크 푸시업과 벽 물구나무 푸시업만 해도 강한 어깨를 만드는 데에는 충분하다. 그래도 혹시나 하는 마음에, 해보고 싶은 이들이 있다면 가능해지도록 도움을 주고 싶다. 많은 노력이 필요할 테지만 말이다. 물구나무가 균형을 잡는 데 얼마나 좋은지, 운동이 많이 되는지를 지난 수년간 직접 느꼈다. 그렇게 느낀 바를 이야기해보겠다. 불균형하게 틀어진 몸이 자유물구나무를 서기 위해 균형을 잡으려 애쓴다. 수많은 속근육이 쓰이고, 양쪽 힘이 달랐던 근육들이 밸런스를 맞춰간다. 어깨만 자극되는 줄로 아는 이들이 많은데, 실제로는 다른 동작으로 자극되지 않았던 코어근육은 물론 발끝까지 전신의 모든 근육이 쓰이며 자극이 된다. 그러니까 일단 그냥 시도해보자.

01 파이크 자세 버티기

팔을 곧게 펴고 엉덩이를 처음 세워보는 자세이다. 이것만으로도 충분히 힘이 든다.

파이크 푸시업은 엉덩이를 곧게 올려서 팔다리가 90도를 이루게 했던 자세에서 한층 더 발전해, 엉덩이를 더 올리고 팔과 다리의 간격을 더 좁히며 복근에 힘을 더 강하게 주어 버티는 동작이다. 따라서 이 자체만으로도 충분히 운동이 된다. 이때 중요한 것은 발끝을 세워 종아리까지 힘을 주어 버텨야 한다는 점이다. 무척 힘들고 어려운 동작이지만, 그래도 어떻게든 해나가야 한다. 아무리 힘들다 해도 앞으로 해야 할 운동의 준비 단계에 불과하기 때문이다.

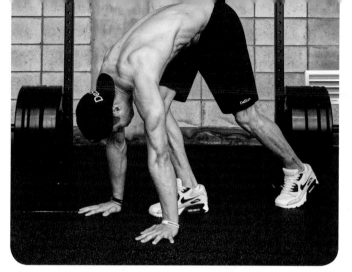

팔과 다리의 간격을 좁게 위치하며 자리를 잡는다. 팔을 곧게 펴고 복근에 힘준 뒤

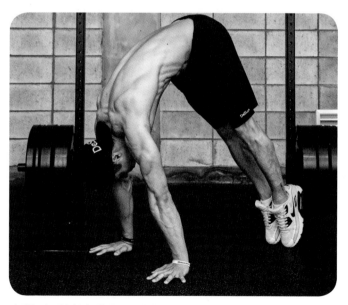

다리를 뒤로 붙여 발끝을 들고 종아리, 다리 뒤쪽, 복근, 어깨에 모두 힘을 주며 엉덩이를 최대한 높이 올려서 버틴다. 1분간 버티는 것을 목표로 한다.

02 파이크 자세 다리 올리고 버티기

물구나무 푸시업을 하려면 물구나무부터 되어야 하는 게 맞다. 몸을 다 펴고 내 몸무게를 받아낸 상태에서 버티는 것이 안 되는 이들을 위한 준비 단계이기도 하다.

여기서는 상체만을 받아내는 연습을 한다. 이것만으로도 중심을 잡기 힘든 이들이 많을 거라 생각한다. 조금씩 버티는 시간을 늘려 1분까지 유지해보자.

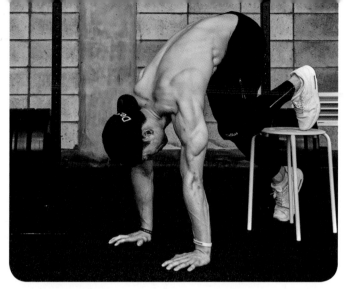

팔을 어깨너비로 곧게 펴서 고정하고, 한쪽 다리를 의자에 올린다.

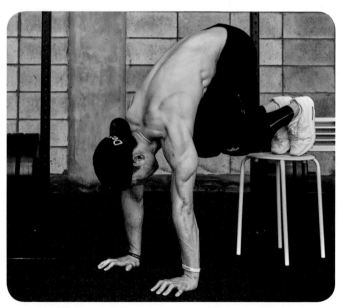

양쪽 다리를 모두 의자에 올리고, 어깨에 힘을 주고 버티며 복근에도 힘을 준다.

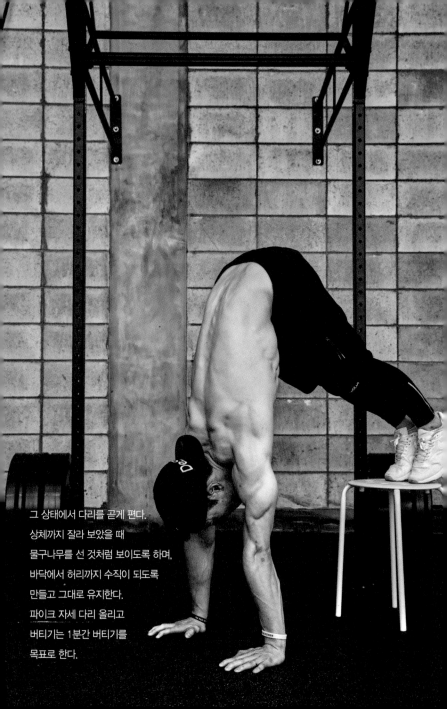

그 상태에서 다리를 곧게 편다.
상체까지 질라 보았을 때
물구나무를 선 것처럼 보이도록 하며,
바닥에서 허리까지 수직이 되도록
만들고 그대로 유지한다.
파이크 자세 다리 올리고
버티기는 1분간 버티기를
목표로 한다.

모든 물구나무 단계에서 미는 것은 내려가는 것을 버틴 다음에 이루어진다. 그렇기 때문에 내려가는 것을 먼저 연습하고, 그 동작을 내 몸에서 받아낼 수 있을 때 미는 것으로 가야 바른 순서이다. 한 동작 한 동작 취할 때마다, 내가 지금 어떤 자세를 취하고 있는지 또 어떤 자세를 취해야 하는지 머릿속으로 생각하며 움직이자.

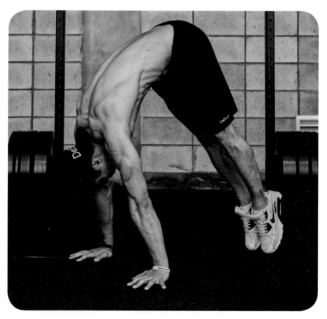

앞서 해보았던 파이크 자세 버티기를 한다.

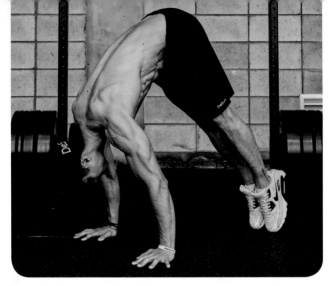

그 상태에서 온몸의 힘을 유지한 채, 팔꿈치를 다리 쪽으로 구부리며 내려가기 시작한다.

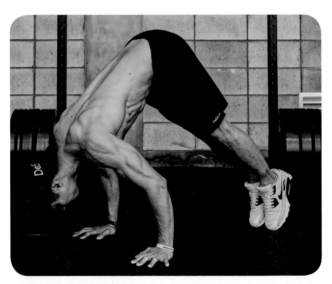

이쯤 내려갔을 때, 팔꿈치가 바깥쪽으로 돌아가는 사람이 많을 것이다. 팔꿈치를 최대한 안으로 모아서 옆구리로 가져간다고 생각하자.

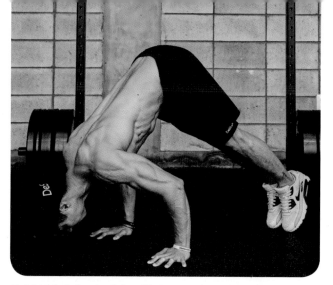

허리가 곧게 펴지는 정도까지는 괜찮다. 그러나 복근에 힘이 풀려서 아치형처럼 아래로 말리지 않도록 주의해야 한다.

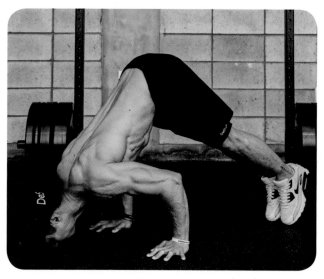

코가 바닥을 찍을 만큼 내려간 뒤에 다시 천천히 올린다. 이때 버티는 힘과 미는 힘이 교차되면서 힘에 부치기 때문에, 팔꿈치가 밖으로 돌아버리는 경우가 굉장히 많이 생긴다. 팔꿈치는 안쪽으로 모아 고정하고 밀어야 한다.

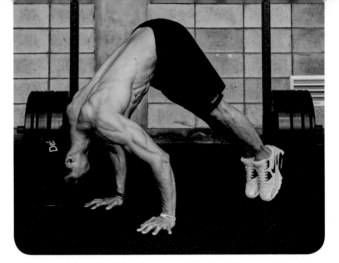

온몸의 힘을 유지하면서 계속 밀어 올린다.

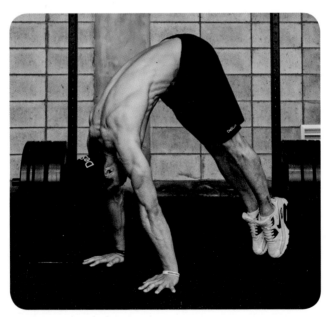

파이크 자세 버티기가 될 때까지 밀어 올린다. 곧이어 내리기를 반복한다. 20개
면 충분하다.

의자에 다리 올리고 파이크 푸시업 04

이 동작은 의자에 다리를 올리고 상체만 물구나무설 수 있는 능력을 갖춘 다음에 시도한다. 따라서 상체만 물구나무서고 그 상태로 푸시업할 수 있는 능력을 키우는 것이 먼저이다.

여기서부터는 운동을 하면서 '벽에 부딪혔다'는 느낌을 본격적으로 받을 것이다. 그러나 꾸준히 참고 하다 보면 마지막 단계로 조금씩 가까워지게 된다. 그리고 더 강한 운동능력과 더 멋진 몸을 가지게 될 것이다.

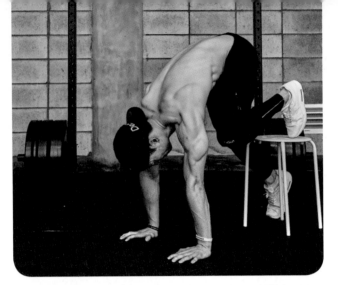

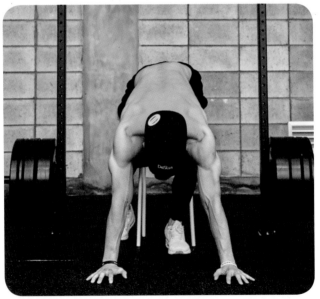

팔을 어깨너비로 곧게 펴고, 한쪽 발을 의자 위로 올려서 준비동작을 취한다.

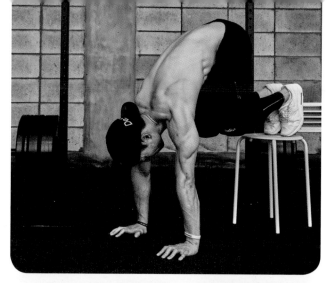

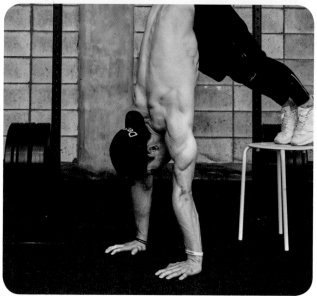

양발을 모두 올린다. 발끝을 세우고 어깨와 복근에 힘주기 시작한다.

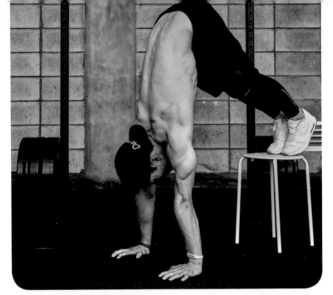

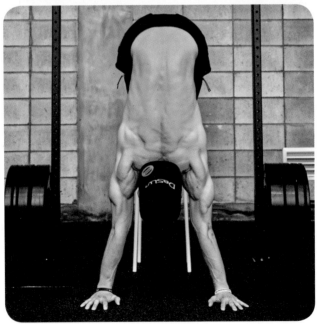

엉덩이를 높이 올리고 다리를 곧게 펴면서 힘을 준다. 상체가 바닥과 90도를 이루도록 반물구나무를 선다.

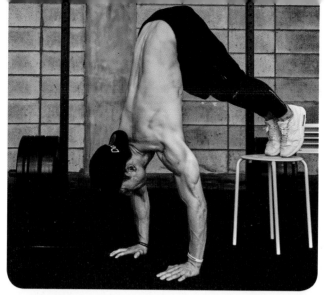

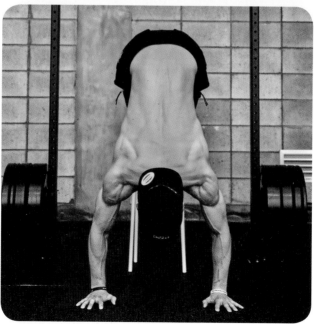

이 상태를 유지하면서 팔꿈치를 의자 쪽으로 구부리기 시작한다. 이때 팔꿈치가 바깥쪽으로 구부러지면 안 된다.

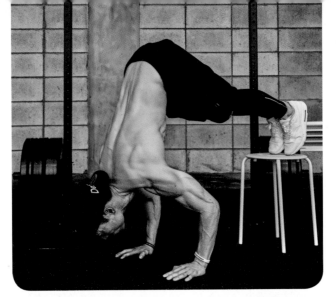

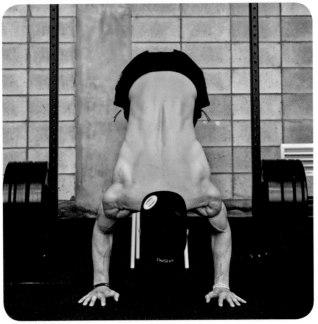

복근에 힘을 주어 상체가 곧게 유지되도록, 또 팔꿈치가 바깥으로 벌어지지 않도록 주의하며 천천히 계속 내려간다.

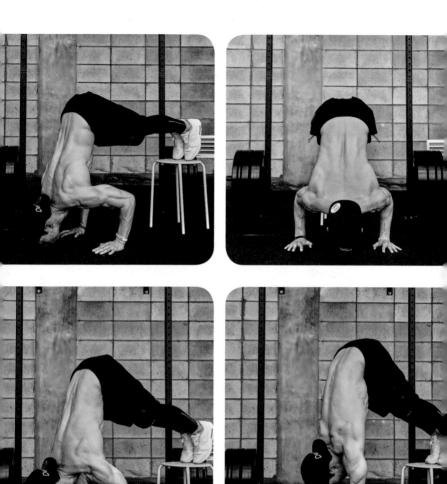

앞서 언급한 주의사항을 모두 유지하면서 턱이 바닥에 닿기 직전까지 내린다. 그리고 다시 올라간다. 이때 팅겨서 올린다거나 몸이 의자 쪽으로 밀린 뒤에 올라가는 것은 절대 안 된다. 내려간 자세 그대로, 반대로 올라가도록 한다.

05 벽 물구나무 버티기

내 몸무게를 모두 실은 물구나무를 본격적으로 시작한다. 물론 벽에 몸을 기대고 하는 동작이므로 체중을 100퍼센트 받아내는 것은 아니다. 그러나 버티는 것 자체만으로도 어깨와 온몸에 강한 자극을 준다. 단순히 물구나무 상태를 유지하는 것이 아닌, 손끝부터 발끝까지 전신을. 어깨, 목, 복근, 엉덩이, 허벅지, 종아리, 발끝까지 모두 힘주어 버티는 자세이기 때문이다. 그냥 버티는 것과 온몸에 힘을 주어 버티는 것은 천지 차이이다. 직접 물구나무를 버티면서 느껴보도록 하자.

이 동작을 할 때는 어깨가 축 처져 있으면 안 된다. '몸을 최대한 위로 올려서 높게 뽑아준다'고 생각하며 최대한 몸을 뽑아 올려야 한다.

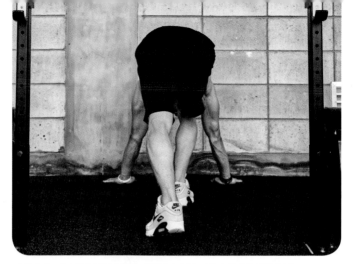

어깨너비보다 조금 넓게, 벽에서 15센티미터 정도 떨어진 곳에 팔을 둔다.

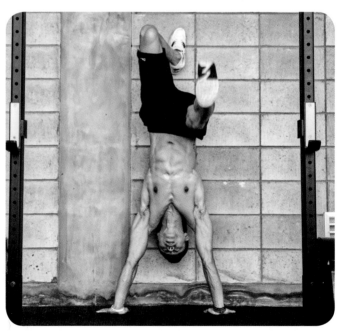

한쪽 다리를 먼저 차서 벽에 댄다. 다른 한쪽 다리는 '따라간다'는 생각으로 차고 올라간다.

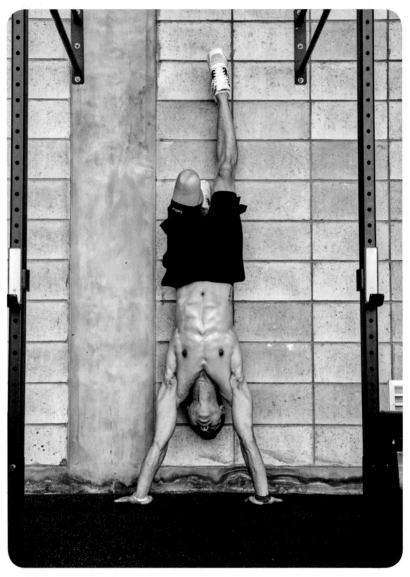

한쪽 다리를 먼저 곧게 편다.

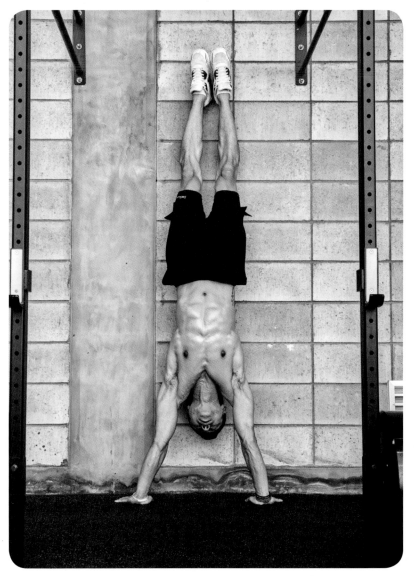

나머지 한쪽 다리도 곧게 뻗어 올린다. 이 상태에서 '10센티미터 정도 더 높이 올라간다'는 느낌으로 온몸을 쭉 펴서 올린다. 이렇게 온몸을 쭉 펴 올린 자세로 1분간 완전히 버틸 때까지 연습한다.

06 벽 물구나무
천천히 내려가기

벽 물구나무 천천히 버티기를 1분간 온전히 해낸 뒤에 시도해볼 자세이다. 벽
물구나무 천천히 내려가기는 물구나무로 푸시업 내려가는 동작을 말한다. 처
음에는 그저 내려가기만 해도 충분히 운동이 된다. 또한 그 과정에서 동작이
몸에 학습된다.

모든 일에는 순서가 있는 법이다. 이 동작이 익숙해진 뒤에야 미는 동작도 가
능해진다.

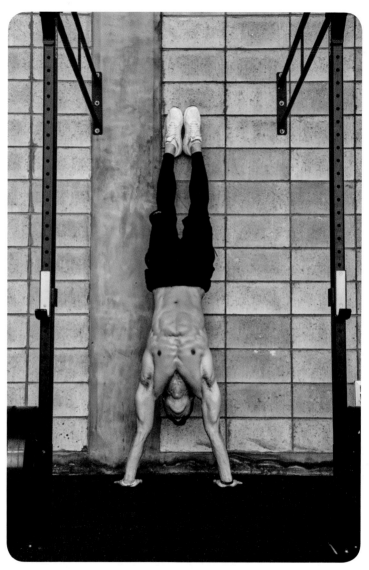

벽에 곧게 물구나무를 선다. 물론 팔꿈치는 곧게 편 상태이다.

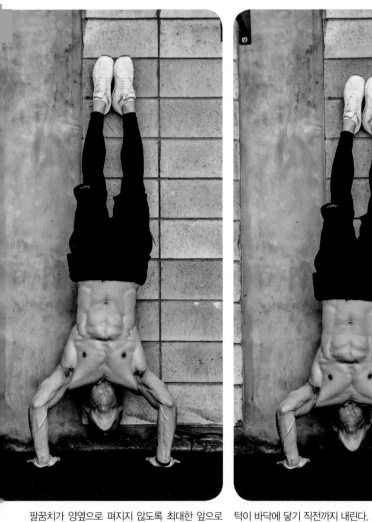
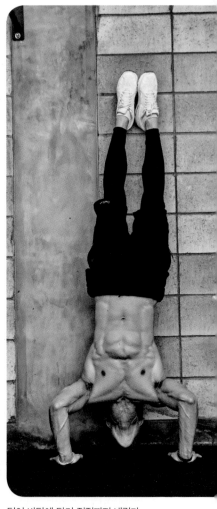

팔꿈치가 양옆으로 펴지지 않도록 최대한 앞으로 모은다. 중력을 천천히 느끼며 내려간다.

턱이 바닥에 닿기 직전까지 내린다.

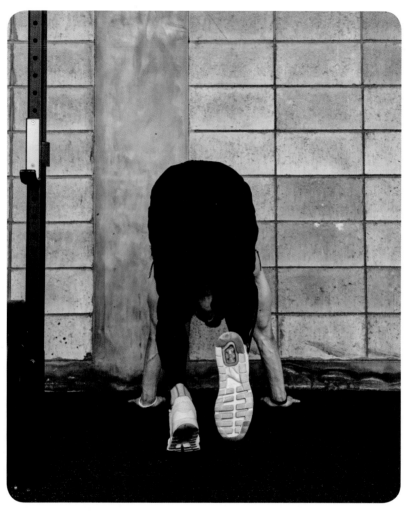

밀려고 노력하지 말고, 다리를 떨궜다가 다시 물구나무를 곧게 서서 내리는 동작
만 계속 반복 연습한다.

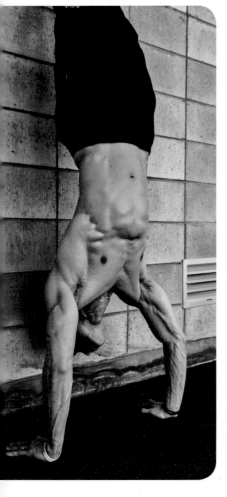
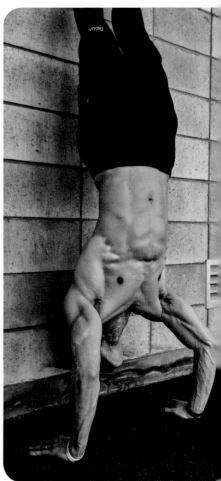

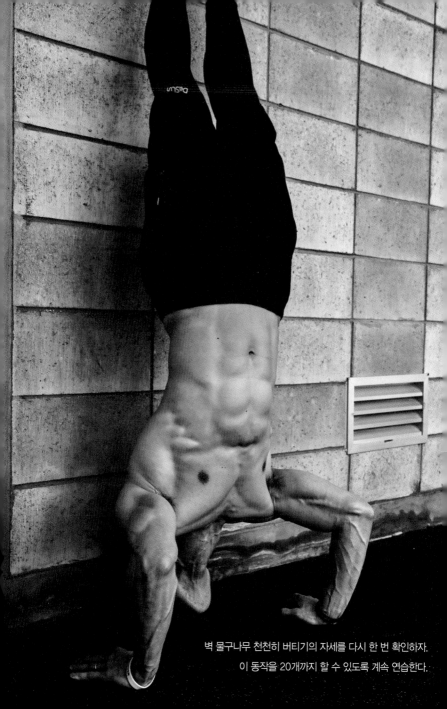

벽 물구나무 천천히 버티기의 자세를 다시 한 번 확인하자.
이 동작을 20개까지 할 수 있도록 계속 연습한다.

07 벽 물구나무 푸시업

벽 물구나무 푸시업이야말로 본격적인 '진짜 물구나무 푸시업'이라고 할 수 있다.

내리고 밀기를 같은 속도로 할 수 있을 때까지 연습해야 한다는 점이 중요하다. 벽 물구나무 천천히 내려가기를 할 때와 마찬가지로, 내리기까지는 버텨졌는데 올릴 때가 안 밀어진다면 별수 없다. 다시 다리를 내려놓고 차고 올라갔다가 내리는 연습을 계속하자. 그렇게 하다 보면 첫 세트에서 밀 수 있는 횟수가 조금씩 늘어나게 될 것이다.

이 동작 역시 팔꿈치의 각도가 상당히 중요하다. 팔꿈치가 옆으로 빠진다면 다음으로 나올 2단계의 푸시업은 불가능해진다. '팔꿈치를 안쪽으로 모은다'는 생각으로 해야 한다. '지금 내가 어떻게 하고 있나?' 궁금하다면, 휴대전화를 세워놓고 동영상을 찍어보는 것도 추천할 만한 좋은 방법이다.

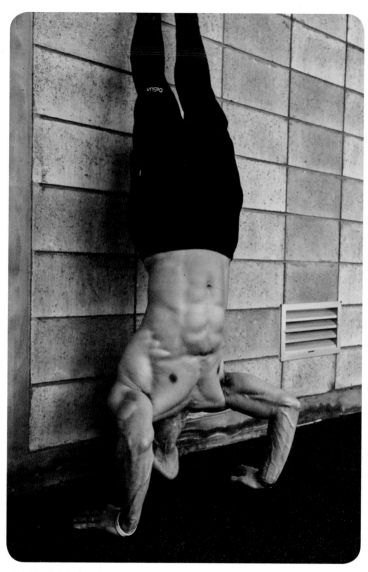

내려갔을 때의 올바른 자세이다.

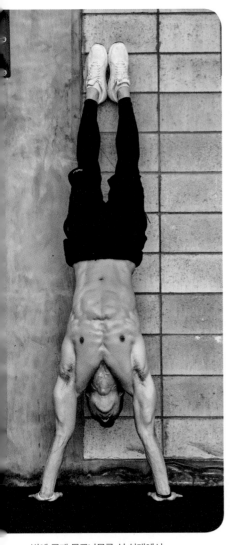

벽에 곧게 물구나무를 선 상태에서

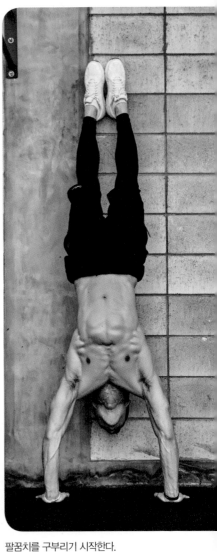

팔꿈치를 구부리기 시작한다.

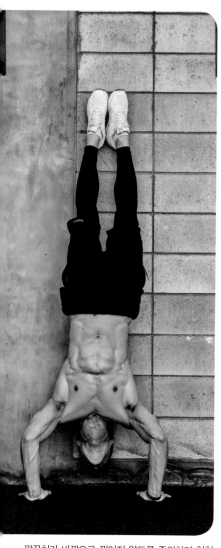

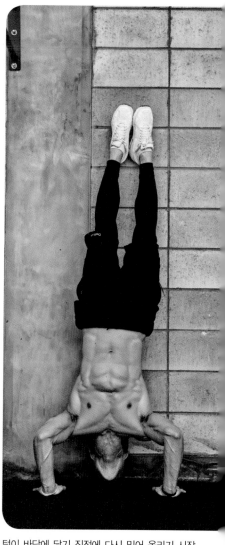

팔꿈치가 바깥으로 꺾이지 않도록 주의하며 천천히 내려간다.

턱이 바닥에 닿기 직전에 다시 밀어 올리기 시작한다. 이때 밀어 올리기에 실패한다면, 다리를 내려놓고 다시 차고 올라갔다 내리기는 연습을 한다.

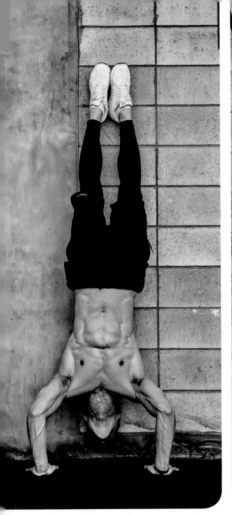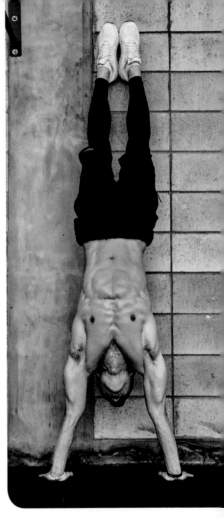

밀어 올릴 때 팔꿈치가 밖으로 나가지 않으면 허리가 동그랗게 휘어버릴 것이다. 온몸에 힘준 상태를 유지하면서 어깨와 팔 뒤에 힘을 주어 미는 것이 쉽지는 않을 터이다. 나도 충분히 겪어보았다. 그래도 배와 엉덩이에 힘을 꽉 주고 밀어버릇해라. 그렇게 해야만 하나를 밀어도 운동이 된다.

완전히 펴서 다시 온몸에 힘을 주며 자세를 추스른다. 그런 다음 다시 내리기를 반복한다. 20개가 된다면 충분하다.

배를 벽 쪽으로 향하게
물구나무 푸시업 08

등을 벽 쪽으로 향하게 하는 것과 뭐가 다른지 궁금한가? 지금 바로 한번 해보자. 강도로 보면 약 1.5배 정도 되는 듯하다. 벽에 등을 지고 하는 것은 허리가 말려도 밀 수는 있지만, 이 동작은 허리가 말리면 밀 수가 없다. 마지막 단계인 자유물구나무 푸시업을 하려면 양쪽으로 모두 연습해야 하며, 앞뒤로 밀릴 때를 잡는 연습도 해둬야 한다.

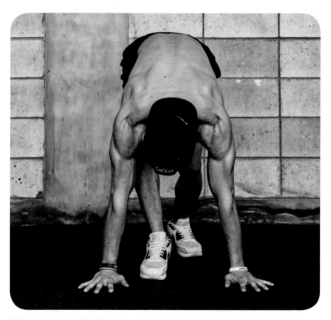

한쪽 다리를 벽에 최대한 붙이고, 상체를 숙이며, 양손을 어깨너비로 벌린다.

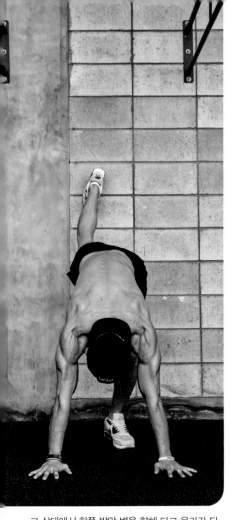

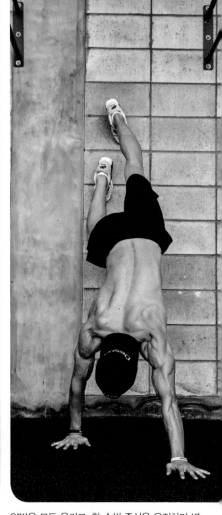

그 상태에서 한쪽 발만 벽을 향해 타고 올라간 뒤

양발을 모두 올리고, 한 손씩 중심을 유지하며 벽으로 가까이 다가간다.

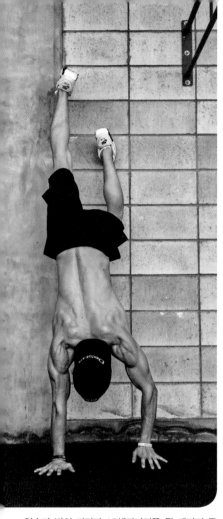

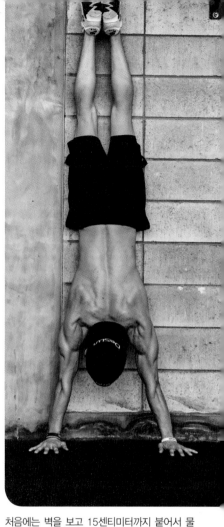

양손과 벽의 거리가 15센티미터쯤 될 때까지 두 팔로 걷듯이 다가간다.

처음에는 벽을 보고 15센티미터까지 붙어서 물구나무서기가 힘들 것이다. 다시 내려가는 방법은 여러 가지가 있다. 그러나 가장 안전한 방법은 나의 한계점을 파악한 뒤, 올라간 순서의 역순으로 내려가는 것이다. 이 단계까지 차근차근 왔다면 한계점 파악은 충분히 가능해졌다고 봐도 된다.

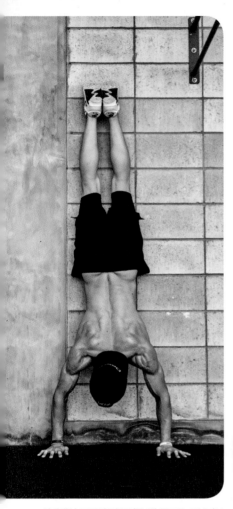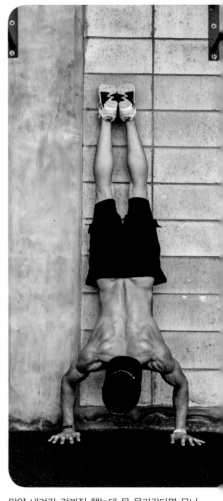

그 상태에서 조금씩 팔꿈치를 벽 쪽으로 구부려보기 시작한다.

만약 내려간 것까진 했는데 못 올라간다면 무너져버릴 수도 있다. 그러므로 이쯤 내렸을 때 다시 밀어 올려본다.

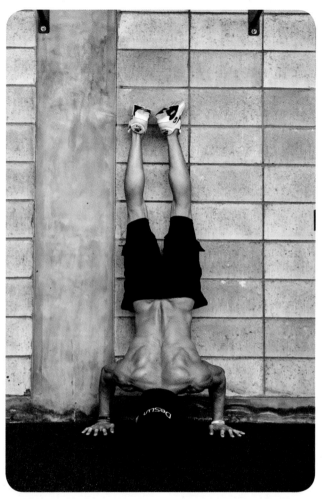

반쯤 내려갔을 때 충분히 밀어 올릴 힘이 있었다면, 이번에는 턱이 바닥에 닿기 직전까지 내려가본다. 이때 다시 밀어 올라갈 수 있다면 곧게 편 상태까지 밀어 올려본다. 그러나 혹시라도 못 올리겠다면 그냥 내려간다. 뒤통수를 바닥에 대고 앞구르기를 해서 내려가도 좋고, 어느 한쪽을 정해서 몸을 한쪽으로 돌리며 내려 가도 좋다. 모로 가도 좋으니 다치지 않도록 조심하며 내려간다.

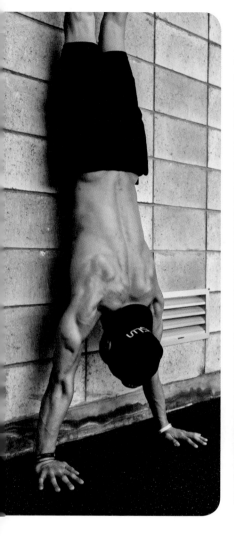
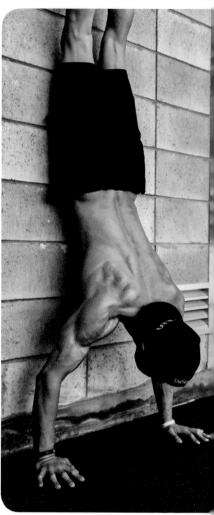

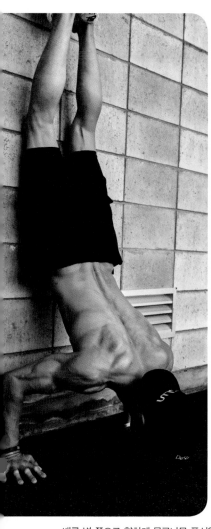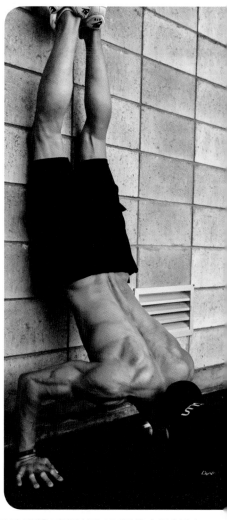

배를 벽 쪽으로 향하게 물구나무 푸시업의 각 동작을 자세히 보자. 15개를 할 수 있게 된다면 충분하다.

09 자유물구나무 푸시업

솔직히 말하자면 물구나무 푸시업을 안 해도 운동을 하는 데에는 전혀 지장이 없다. 오히려 이거 연습할 시간에 벽 물구나무 푸시업을 몇 개 더 미는 것이 훨씬 빠르게 몸을 만들 수도 있다. 하지만 이게 대체 뭐라고, 나는 그렇게 해보고 싶을 수가 없었다.

전작 《닥치고 데스런》의 물구나무 푸시업을 펼쳐보면 바나나처럼 휘어진 물구나무와 그 자세의 푸시업을 확인할 수 있을 것이다. 2년 전의 나는 그렇게 물구나무를 섰고, 푸시업을 해냈다며 엄청난 성취감을 느꼈다.

이 책을 집필하는 지금은 그로부터 2년 가까운 시간이 지났다. 물론 운동할 때마다 매번 물구나무를 서는 것도 아니고, 그저 가끔 해보는 정도이다. 그러나 물구나무 푸시업을 할 때마다 몸을 곧게 펴는 것과 바나나는 천지 차이라는 것을 깨닫곤 한다.

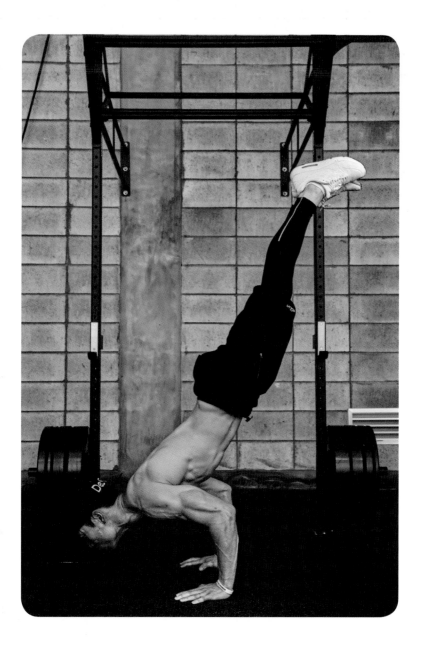

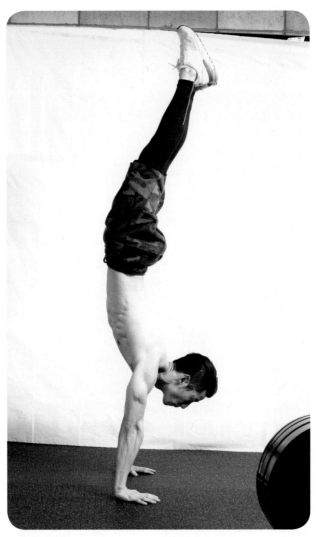

먼저 전작의 물구나무 사진과 푸시업 사진을 보도록 하겠다. 팔은 폈으나 중심

을 잡을 때 복근과 엉덩이에 힘을 주지 않은 채 중심만을 유지하고 있다.

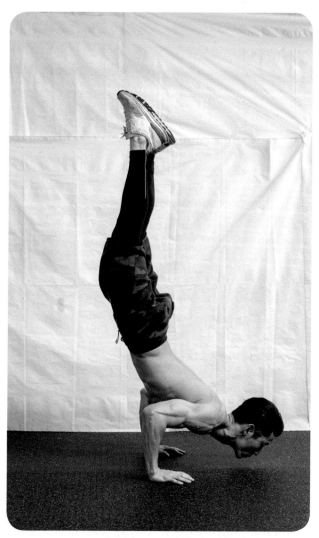

몸 뒤쪽에만 힘을 주고 배와 허벅지 앞쪽에는 전혀 힘이 들어가 있지 않다. 물론 이 자세도 쉽지는 않다. 그러나 온몸에 힘을 주겠다고 생각하면서 연습하다 보니, 다음의 사진처럼 자세가 변하게 되었다. 아마도 이 책을 읽는 이도 똑같이 겪을 과정일 듯싶다. 참고용으로 실어보았다.

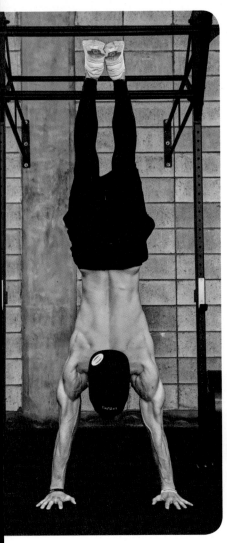
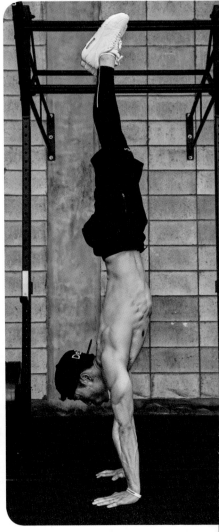

온몸에 힘을 주고 하는 물구나무와 푸시업은 어떻게 하는 것인지 본격적인 설명을 들어가겠다. 먼저 온몸에 힘을 주고 곧게 편다. 특히 이때는 복근에 힘을 주고, '몸을 최대한 높이 올린다'고 생각하며 물구나무를 서야 한다.

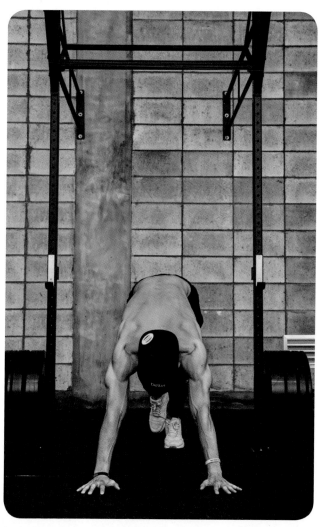

물구나무를 차고 올라가는 방법은 한쪽 발도, 양쪽 발도 모두 상관없다. 이렇게 저렇게 하며 이쪽저쪽 무너지다 보면 어느 순간에 잡힌다. 그냥 될 때까지 하면 되더라. 불균형이고 뭐고 무식하게 계속하다 보면, 틀어진 상태에서도 알아서 힘을 주고 어떤 방향으로 어떻게 버텨야 하는지 몸이 체득한다. 나의 경험이다. 그러니 힘들어도 그냥 계속하자.

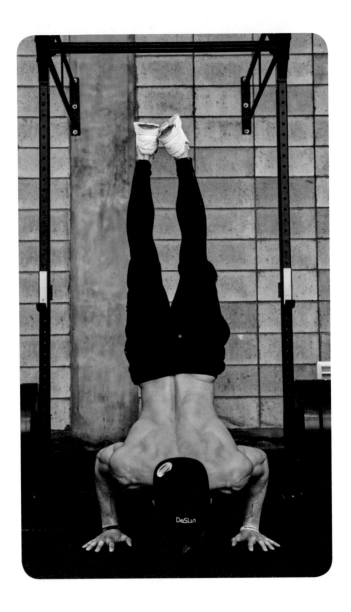

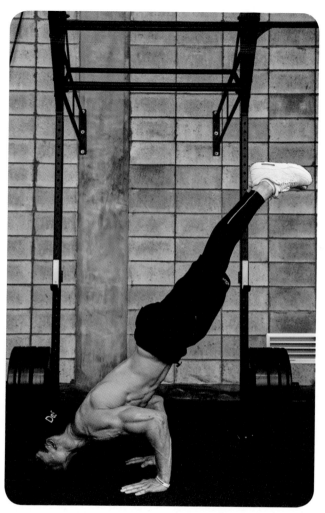

내려갈 때는 몸이 수직이 되는 것이 아니라, 일자가 유지된 상태에서 뒤로 기울이듯 내려가야 한다. 배와 허리, 엉덩이, 다리에 모두 힘이 들어가 있는 것을 볼 수 있다.

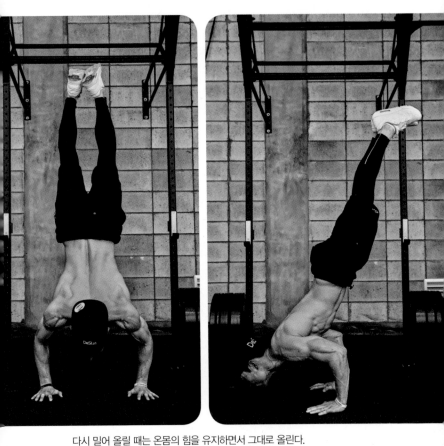

다시 밀어 올릴 때는 온몸의 힘을 유지하면서 그대로 올린다.

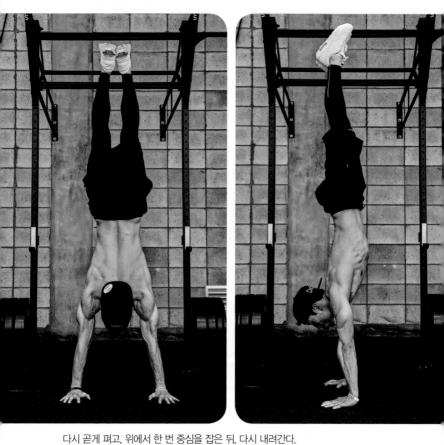

다시 곧게 펴고, 위에서 한 번 중심을 잡은 뒤, 다시 내려간다.

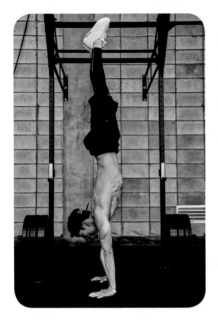
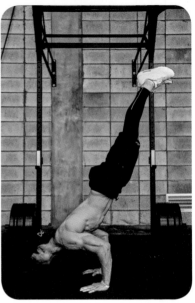
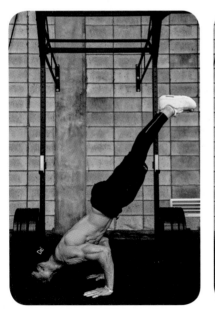
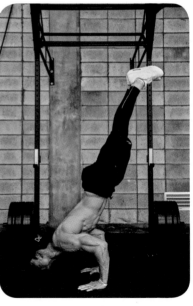

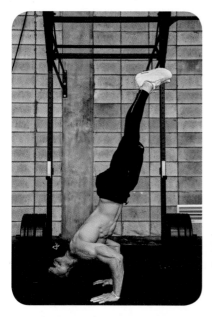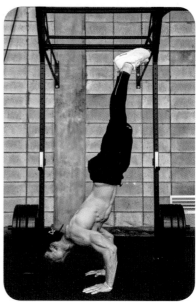
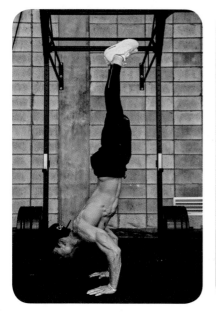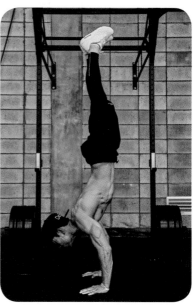

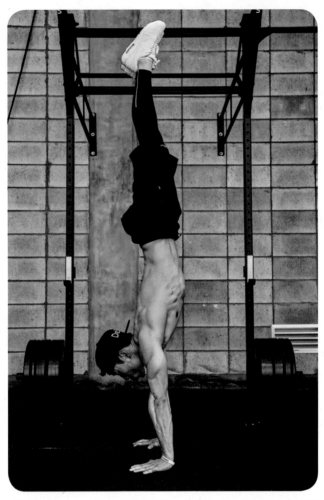

자유물구나무 푸시업의 연속동작을 확인해보자. 물구나무 푸시업은 횟수는 정하지 않겠다. 나도 한 개밖에 안 되는 날이 있고, 10개가 되는 날도 있다. 그날그날 다른 것이니, 목표를 잡기보다는 그냥 꾸준히 해보는 것으로 한다.

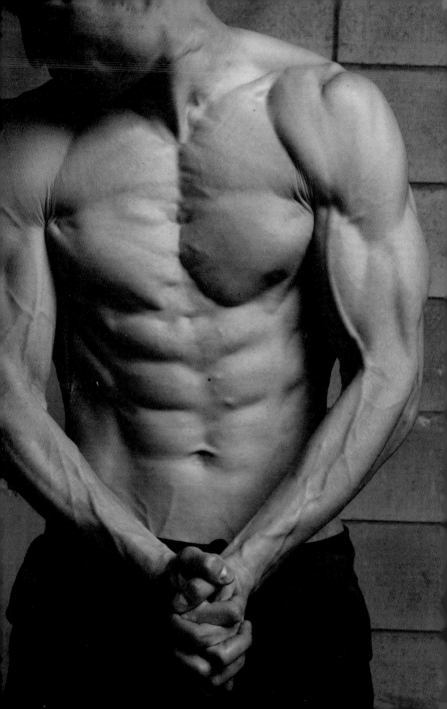

닥치고 데스런
남자는 어깨

초판 1쇄 발행 2017년 7월 10일
2판 1쇄 발행 2022년 8월 25일

지은이 조성준
발행인 조상현
마케팅 조정빈

포토 필립
편집 봄눈 김사라
디자인 김성엽의 디자인모아

펴낸곳 더디퍼런스
등록번호 제2018-000177호
주소 경기도 고양시 덕양구 큰골길 33-170
문의 02-712-7927
팩스 02-6974-1237
이메일 thedibooks@naver.com
홈페이지 www.thedifference.co.kr

ISBN 979-11-6215-354-1 (13510)

DeSLn